「腸の免疫」を上げると
体も脳も10歳若返る！

順天堂大学医
奥村

予約の取れない
ドクターシリーズ

はじめに

すべての病気から身を守る、たったひとつの方法。

それは、腸を元気にして免疫力を高めること。

本書では、「腸と免疫力」を軸に、ラクに長生きする方法をお伝えします。


私たちの回りにウヨウヨいるウイルスや細菌は、皮膚からも、鼻や耳などの「穴」からも、もちろん口からも空気や食べ物と一緒に、体の中にどんどん入ってきます。

また、人間の体は24時間で約1兆個の細胞を作っていて、そのうち約5000個は「できそこない」のがん細胞です。ただ、体が健康で、全身の免疫細胞が異物からしっかり身を守ってくれていれば、感染症にも、がんにもかかりません。

体の免疫システムの最前線で働くのは、白血球のNK（ナチュラルキラー）細胞。

全身をいつもくまなくパトロールし、ウイルスやできたてのがん細胞を次々にやっつけてくれています。ＮＫ細胞の働き（ＮＫ活性）が弱い人は、普通の人の2倍がんにかかりやすい、というデータがあります。

ＮＫ細胞が元気なら、がんも、感染症もこわくない。

体の中でいちばんＮＫ細胞が多いのは腸です。腸には免疫細胞の70％が集中していて、ＮＫ細胞の宝庫。つまり、腸を制するものが健康を制するわけです。

てっとり早く腸を元気にするにはふたつのポイントがあります。

まず、乳酸菌を、毎日摂ること。いちばん手軽に摂れるのはヨーグルトと、ヤクルトに代表される乳酸菌飲料。乳酸菌には、腸内細菌のバランスを安定させたり、ＮＫ活性を強めたりする力があります。

人間の腸内には５００種類以上の腸内細菌がすみ、善玉菌と悪玉菌のバランスが崩れると、がんや感染症、便秘、下痢、肌荒れ、過敏性腸症候群、花粉症、アトピー、喘息、うつ、生活習慣病…とあらゆる不調の原因になります。がんや認知症の人の腸には、悪玉菌が非常に多いこともわかっています。

この腸内細菌の群れをうまくハーモナイズするのが乳酸菌。乳酸菌のある「特定のタイプ」を摂ると、NK活性がみるみる上がることが確かめられています。

もうひとつは、「大笑い」すること。NK活性は、加齢と精神的ストレスに弱い。とりわけクヨクヨしたり悲哀に沈むストレスは致命的です。

落ちこんでいる人の隣りにいるだけでも、NK活性は数分でストンと落ちます。逆に、お笑い番組を見てゲラゲラ笑うと、NK活性の低い人はポンと10倍くらい上がります。大笑いによってリラックスするだけでなく、腸のストレッチにもなるのです。

ある方法でわかる「体に合う」乳酸菌を毎日摂り、クヨクヨを断って、大笑い。これが、すべての病気から身を守る王道です。本文でゆっくりお話ししましょう。

奥村康

目次

第3章 弱った体がよみがえるヨーグルトの食べ方

第4章 「大笑い」で腸の免疫を上げる

第5章　元気に、長生きする人の10の習慣

本書は2011年3月に小社から発行した
『腸の免疫を上げると健康になる』を
大幅に加筆・修正したものです。

プロローグ

体に効くヨーグルト、効かないヨーグルト

医学的に「若い」とは、免疫力が高いこと

しょっちゅう風邪をひいたり、お腹をこわす人がいる一方、周囲の人がインフルエンザや食中毒でバタバタ倒れても、ひとり平気な人もいます。若くしてがんに倒れる人もいれば、病気知らずで100歳まで働き続ける人もいます。同じ50歳でも、老人のように見える人も、つやつやした人もいます。

その差はどこから生まれるのでしょう。

それは、免疫力です。

人の「若さ」と「健康」を決めるのは、年齢ではなく、「免疫力がどれだけ高いか」。

ここで、免疫力年齢をチェックしましょう。普通の健康診断とは、かなり毛色が変わっていると思いますが、まずはやってみてください。

免疫力年齢チェックシート

Ⓐ

- □ ❶ 早寝早起き。または就寝時間がほぼ一定。
- □ ❷ よく出歩く。
- □ ❸ なんでもよく食べる。
- □ ❹ ヨーグルト、乳酸菌飲料、納豆のどれかを、ほぼ毎日食べている。
- □ ❺ コレステロール値は200～300mg/dlだ。
- □ ❻ （既婚者）夫婦仲は悪くない。（独身者）ひとり暮らしを楽しんでいる。
- □ ❼ 細かいことは気にならず、のんき。
- □ ❽ お笑い番組、落語、冗談が好き。
- □ ❾ 人と話すのが楽しい。
- □ ❿ なんでも話せる友がいる。

Ⓑ

- □ ❶ 緊張感のない生活を送っている。
- □ ❷ 平熱が36.5℃以下だ。手足が冷えやすい。
- □ ❸ 薬、サプリを手放せない。
- □ ❹ うんち、おならが臭い。
- □ ❺ 大笑いはめったにしない。
- □ ❻ 誰にも打ち明けられない秘密が多い。
- □ ❼ 健康管理には神経質だ。
- □ ❽ 趣味や夢中になれることは特にない。
- □ ❾ 悩みや落ちこみを引きずってしまう。
- □ ❿ 風呂では石けんで体をゴシゴシする。

採点

Ⓐ □ ＝ 1点 → □点
Ⓑ □ ＝ －1点 → □点
→ 合計 □点

判定 あなたの免疫年齢は、実年齢に比べて…

8～10点	10歳以上若い。元気に100歳を迎えられる可能性大。
4～7点	およそ5歳若い。健康に長生きできる可能性大。
0～3点	ほぼ年齢相応。心がけ次第で、健康長寿者の仲間入り。
－1～3点	やや老けている。心身に不調がおきやすい。
－4～7点	およそ5歳老けている。さまざまな病気を抱える可能性大。
－8～10点	およそ10歳老けている。このままでは早死にする可能性大。

免疫細胞の70％は腸にある

チェックの結果は、いかがでしたか。マイナスになった人は、便秘や下痢などの腸の不調にお悩みだと思います。本書で、免疫力年齢をプラスに転じてください。プラスになった人は、さらなる免疫力の増強を。

さて、偉大な腸の話から始めます。

どんなにすました人も、悪い物を食べてお腹（腸）がゴロゴロいい出したら最後、血相を変えて体をくねらせ、トイレに駆けこむしかありませんね。たいていの頭痛はこらえられますが、下痢をこらえることはできません。

腸は、脳から指示を受けないで「勝手に」、食物を消化して吸収し、カス（便）を外に出すという大仕事をしています。胃から下りてきた食物成分を瞬時に分析し、膵《すい》臓《ぞう》、肝臓、胆嚢《たんのう》などに指令を出して、いちばん合う分解酵素を出させています。

もしも有毒な物が入ってきたら、すぐに多量の腸液を分泌して便をゆるくし、猛スピードで体の外へ出させようとします。これがいわゆる下痢で、体の非常に重要な防衛反応です。

日本人の腸の全長は約9ｍもあり、無数のひだをすべて広げるとテニスコートおよそ1面分、体表面の100倍の広さを有します。この広大な面積をもつ腸に、体内の免疫細胞の70％が集まっています。

中でも**約7ｍもある小腸は、①食べ物から栄養を吸収、②病原菌の侵入を防ぐ、という、腸の主要任務を行っています。**

司令塔は小腸の粘膜に分布するパイエル板。リンパ球（免疫システムを担う血球の総称）が密集しています。病原菌などの異物を見つけると、このリンパ球の一部が異物をとらえ、暴れないよう封じこめる免疫抗体（免疫グロブリン）を作ります。これが腸管免疫システムです。大人の体内では、毎日約4gの抗体が作り出されています。

たとえばインフルエンザにかかると、この腸管免疫システムが働いてウイルスとの闘いが始まり、発熱、関節の痛みなどの症状が出ます。しばらくして、リンパ球で抗体が作られると、インフルエンザは治ります。作られた抗体はずっと体内にとどまるので、ウイルスの種類が同じインフルエンザには、すぐに対応してくれます。たとえ再び感染しても、症状はごく軽くてすむわけです。

NK細胞のように、血管に入って働くリンパ球もあります。相手を特定せずに全身の血液中をめぐってパトロールを続け、ウイルス、病原菌、できたてのがん細胞などを見つけると、即刻殺していきます。

同じように血管に入り、全身の免疫システムを指揮するリンパ球もあります。

腸管免疫システムは、腸で働くのに加え、血液に入って全身をめぐり、外敵から守る働きもしているんです。こういった働きを総合して、「腸は最大の免疫器官」と言われています。

腸さえ元気なら全身の免疫システムが活性化して、病気を遠ざけられるのです。

弱った体がよみがえるヨーグルトはコレ!

冒頭で触れたように、てっとり早く腸を元気にして免疫力を上げる(腸内細菌のバランスを整える)方法は、大きく分けてふたつあります。

ひとつは、毎日たゆまず乳酸菌を摂ること。

腸を元気づける、最も手軽で、毎日食べてもあきない食べ物はヨーグルトと、ヤクルトに代表される乳酸菌飲料。

ただし、乳酸菌が入っていればなんでもいいわけではありません。**70～80歳の人にR―1乳酸菌使用のヨーグルトを毎日90g、8～12週間続けて食べてもらったところ、NK活性が低かった人も、数値が正常領域に上がっていました。**

また生きたまま腸に届く**乳酸菌シロタ株（ヤクルト菌）を摂り続けると、大腸がんや膀胱がんの抑制に働く**ことがヒトの体で証明され、医療の現場にも取り入れられています。乳酸菌にはさまざまな種類と「効能」があり、体との相性もあります。「どう選ぶか」が肝心です。これについては第3章で詳しくお話しします。

もうひとつは、ストレス退治のための「大笑い」。

高尚な努力はまったく必要ありません。**腸の免疫力の主力選手、NK細胞は「大笑い」することで、驚くほどかんたんに活気づきます。**バカを言って笑い合ってストレスを吹き飛ばせる仲間がいれば、最高です。家にいる時は、お笑い番組でも落語でもマンガでも手段はなんでもいいんです。ゲラゲラ笑う時間を、予定に意識的に組みこんでいってください。

笑いによって心身がリラックスし、自律神経のバランスが整ってＮＫ活性が高まることは、さまざまな医学的実験で確かめられています。

私の研究室でもテレビの公開実験で、70歳をすぎたある俳優さんにお笑いコントを見ていただきました。かなり低かったＮＫ活性の数値が、ゲラゲラ笑っただけで10倍にはね上がったのには驚きました。

上品なスマイルより、体をゆすってガハハと笑うほうが効果的です。

ストレス退治については、第4章で詳しくお話しします。

さて、とてつもない「腸能力」を探訪しましょう。

第1章

100歳まで元気な人の腸の中

1 「大腸がん」はあるのに、「小腸がん」がないのはなぜ？

友人・知人、親戚のどなたかに、小腸がんの手術をした、小腸がんで亡くなったという人はいますか？　きっと、いないと思います。

一方の大腸がんはいま、日本人女性のがんによる死因のトップ、数年後には国民の死因のトップになる勢いで増え続けています。

同じ腸なのに、なぜ大腸がんは多く、小腸がんはないのでしょう。

これは「医学界の七不思議」と言う人もいる、奥の深いミステリーです。

がんだけではありません。大腸の病気は、大腸ポリープ、潰瘍性大腸炎、過敏性腸症候群など、よく知られているものだけでもいくつもあるのに、小腸本体の空腸や回腸に特有の病気というのはなかなか思いつきません。

口から食道を通って、胃、小腸、大腸、肛門にいたるまでの1本の長い管を「消化管」と呼びます。その中で小腸（十二指腸＋空腸＋回腸）は全長約7ｍもあり、全消化管の4分の3、75％を占めています。

表面積で言えば、大腸1に対し小腸9ぐらい。名前はスモールでも、占有率から言うと大腸より小腸のほうがずっとビッグ。小腸は消化の中枢をにない、自己判断でせっせと正確に激務をこなしています。

対する大腸の働きは、食べカスの水分を吸い取ることと、便をためておくこと。祖先が魚から両生類へ進化して陸に上がってきた時、水の中のような「たれ流し」スタイルでは、敵に居場所がすぐわかって襲われてしまうから、便を一時ためておくための大腸が「増設」されたんですね。

ともかく小腸のほうがずっと精密でデリケートな作業を受けもっているのに、消化管の腫瘍に占める小腸がんの割合は、０・００いくつというレベルなんです。

大学病院の外来でも、小腸がんの患者さんは数年にひとりいるかいないかです。それも「入り口」の十二指腸がほとんどで、小腸の本体、空腸や回腸のがんは、極めてまれです。日本だけでなく、中国でもインドでもアメリカでもヨーロッパでもアフリカでも、世界中どこでも同じです。

小腸がんのない理由として一般的に言われているのは、「発がん性物質の分解酵素が、大腸よりも強く働くため」「免疫細胞の働きが非常に活発だから、がん細胞を排除する」などがあります。

2 ストレスまみれの大腸を救え！

ここからは私の推測ですが、小腸は生物の原点で、何億年もの進化の歴史をくぐり抜けてきた器官だから、めったなことでは病気にならないのではないでしょうか。**もし小腸が簡単にやられてしまうなら、その生物は種をつないでいけません。だから「あと付け」の胃や大腸はやられても、小腸だけは最後まで動いてくれる。**

小腸には1億個もの神経細胞がありますが、そのうち脳につながっているのは、わずか数千個。脳との経路をカットされても、なんの不都合もなく独立して機能していけます。それは「脳のストレスの影響を受けない」ということでもあります。一方の大腸は、脳と密接にネットワークしていて、自律神経に支配されています。だからストレスまみれで、がんも病気も多発するのでは…。

最近は、カメラ内蔵のカプセルを飲んで、小腸のすみずみの画像をきめこまかくチェックできるようになりました。でも、もし小腸になにか不具合が見つかっても、小腸自身の自然治癒力に任せたほうが確実かもしれませんね。

ともあれ私たちは、小腸の免疫細胞を活気づける一方、ストレスにもみしだかれ、病み傷ついている大腸を救わなければなりません。

3 悪玉菌がなくなると病気になる

このあと詳しくお話しますが、免疫をかいつまんで言うと、健康を守るための体の防御システム。古代ギリシャの医師・ヒポクラテスが「自然治癒力」という言葉を使って、最初に唱えました。

そして近年、**「体内の腸内細菌のバランスを正常に保つ」ことが、免疫力を高めるために**、どれほど大事であるかがクローズアップされています。

私たちの口から入った食物は、胃に入ると大変強力な胃酸によって溶解・分解され、小腸・大腸へと送られます。腸では腸内細菌の力を借りて、栄養が体内に吸収されやすいように、穏やかに消化していきます。そして残ったカスが便として体外へ排泄されます。

その無限のくり返しに、私たちの命は支えられています。

人間の腸内には、善玉菌も悪玉菌（有害菌）も含む５００種類以上、１００兆個以上もの細菌群がすんでいます。言わば病原菌の宝庫のような場所を体内にもちながら、私たちはなぜ病気にならずにすむのでしょうか。それは腸内に存在する**乳酸菌、ビフィズス菌などの善玉菌が、防波堤になって悪玉菌と闘ってくれている**からです。

ヨーグルトのパッケージを見ると「乳酸菌入り」「ビフィズス菌入り」と書かれていたり、そして両方入っていると書かれているものもありますね。

このふたつは善玉菌の代表です。どちらも「乳糖やブドウ糖をエサにして増え、乳酸発酵を行って乳酸、ビタミンなど、体にいい物質を分泌する。腸の働きを整え、便秘や下痢を防ぐ」という意味では同じですが、性格は違います。

乳酸菌は、糖類から乳酸を生産する微生物の総称。酸素があっても生きられます。ビフィズス菌は、主に酢酸《さくさん》と乳酸を生産し、酸素があると生きられません。

善玉菌たちは互いに力を合わせ、それぞれに分泌液を出し、混ぜ合わせることによって「有効物質」を作り出します。それがバリア網の役割を果たし、悪玉菌の活動を押さえこんで殺すほか、悪玉菌が生み出した有害物質を中和して、病気の根源を絶ちます。

ただし、単純に善玉菌と悪玉菌を区別できないところもあります。

たとえば人間にとって有用なビタミンを作る「バクテロイデス菌」は、そこだけをとれば善玉菌。しかし他方では、発がん性物質も作っています。

また一般に、体によい物質を出すのは善玉菌、悪い物質を出すのは悪玉菌と区別されていますが、悪玉菌の大腸菌が腸内の栄養分を食べ始めると、乳酸菌も負けじと栄養分を食べるというように、お互いの存在があるから成り立っている面もあります。

だから、**免疫力を高めるには「善玉菌がやや多めのバランス」が肝心**なんです。悪玉菌がゼロの状態もよくない。

4 「たかが便秘」のこわ～い結末

先日、朝の通勤タイムに、山手線の駅トイレに入って驚きました。大便ブースの前に、青い顔をした男たちが何人も並んでいました。

検査しても腸には異常がないのに、お腹がたびたびゴロゴロしたり、下痢と便秘をくり返す「過敏性腸症候群」が増えています。朝の通勤通学の電車の中でガマンできなくなり、途中下車してトイレに駆けこむ姿から「各駅停車症候群」とも呼ばれます。

日本人の5人に1人が悩まされ、男性だけでなく女性にも大変多い。

便秘に悩む人も、いま日本全国で1000万人と推定されています。

ビフィズス菌などの善玉菌は大腸の入り口で増殖するので、便が奥に進むほど善玉菌の影響がしだいに弱まります。なので**便が腸にとどまる時間が長いほど、悪玉菌が増殖し、有害物質も増え、それが腸壁から体内に吸収されます。**有害物質は血液に溶けこみ、全身をめぐります。

便秘をすると自律神経のバランスが乱れ、血行も悪くなります。だから便秘が続くと吹き出物やクマにも悩むことになり、くすんだ「老け顔」になってしまいます。皮膚は「内臓の鏡」と言われるほど忠実に、腸の状態を映します。いつも顔色が悪くて、体調がパッとしない人は、まず便秘退治が大切です。

大腸がんも増え続けて、2015年には日本の女性の死亡原因の第1位、男性の死亡原因の第3位になるのでは、という予測もあるほど。

日本人の腸は、すっかりひ弱になり、がんにつけこまれやすくなっているようです。

風邪やインフルエンザが、季節を問わずはやること。花粉症やアトピーが増え続けていること。頭痛、不眠・うつ、更年期障害などの自律神経の乱れからくる不調も、生活習慣病も、改善の気配が見られないこと…。

国民的な不調のすべては、腸を健康にして免疫力を高めれば、一掃できます。

そのカギをにぎるのが、腸内細菌です。

5 薬を飲むとお腹をこわす理由

ここ10年ほどにわかに、**腸内環境を、生きた微生物で整える「プロバイオティクス」の考え方**がヨーロッパから世界に広まっています。

一方、病原菌を殺して病気を治す抗生物質を「アンチバイオティクス」と言います。

病院で処方された抗生物質をしばらく服用したら、お腹の調子がおかしくなった。

そんな経験がある人は多いと思います。

腸は体内の発酵工場のようなものなので、微生物や細菌が複雑な形でかかわって消化・吸収に働き、免疫力も発揮しています。

抗生物質は病原菌と一緒に腸の善玉菌も殺しやすく、免疫力を落とします。抗生物質を服用して腸内細菌のバランスが破壊された子どもには、アレルギー症状の出現率が高いこともわかっています。

プロバイオティクスは真逆で、微生物と「共生」し、自然治癒力を高めて病気を遠ざけようという考え方です。

「生きて腸に届く乳酸菌」というフレーズも、耳にしますね。そのパイオニアは日本人です。

故・代田稔博士は、80年も前に「予防医学」「健腸長寿」を提唱し、**乳酸菌シロタ株**（ラクトバチルス・カゼイ・シロタ株。通称ヤクルト菌）を発見しました。

世界初の、人腸由来の「生きて腸に届く乳酸菌」でした。

代田氏は1899年（明治32年）生まれ。当時の日本は衛生状態が悪く、子どもたちが赤痢やチフスでバタバタと命を落としていました。

「疫病の原因は細菌で、かかってからでは治す方法がない。ならば、かからないための予防で人を救いたい」と、京都帝国大学医学部で微生物の研究を始めます。

⑥「腸が丈夫になってこそ、人は健康になる」

「人が栄養を吸収するのも、病原菌が暴れるのも腸。腸が丈夫になってこそ、人は健康になれる」と考えた代田氏は、「人腸乳酸菌」に着目しました。

乳酸菌は乳酸を生産することによって、悪玉菌を減らしてくれます。

「病気の原因は85％が微生物。腸には悪い菌も、それを抑えるよい菌もたくさんいる。よい菌を人の腸から取り出して培養し、腸まで生きて届くようにすればいい」

当時、ヨーグルトなどに含まれる乳酸菌が腸の有害な微生物を抑えることは、すでに知られていました。が、ネックは口から摂ると強い胃酸にやられて、死んでしまうこと。代田氏は、人の腸にすむ乳酸菌をひとつひとつ取り出し、胃液や胆汁を加えた培地で「きたえあげる」、強化培養に没頭しました。

１９３０年、人腸乳酸菌の中の、酸にもアルカリにも強い株を分離し、強化培養することに、世界に先駆けて成功します。強い酸性の胃酸だけでなく、アルカリ性の胆汁にも負けず、生きたまま便として出てくる、タフな乳酸菌の誕生でした。代田氏の名字をとって「Ｌ（ラクトバチルス）・カゼイ・シロタ株」と名付けられました。

それから80年を経て、乳酸菌シロタ株の、潰瘍や大腸がん、膀胱がん抑制などのさまざまな薬効が証明され、医療にも取り入れられています。

私どもの実験では、**ＮＫ細胞の働き（ＮＫ活性）が弱まっている9人に、シロタ株入りの乳酸菌飲料を3週間飲んでもらったところ、直後からＮＫ活性が高まり、その**

効果は6週間持続することを確認しています。

日本ではほかにも、「明治ヨーグルトR−1」（明治）のR−1乳酸菌など、免疫力アップに働く乳酸菌が続々と発見されています。第3章で詳しくお伝えします。

7 なぜ、ヨーグルトは毎日食べたほうがいいのか

腸内にすむ細菌の数は、ほぼ一定に保たれています。

大人の腸内細菌のバランスは、かなり個人差がありますが、おおよそ日和見菌《ひよりみきん》が全体の約70％、善玉菌と悪玉菌がそれぞれ約15％。善玉菌のほうがやや優勢だと、悪玉菌が暴れず、よい腸内環境が守られます。

善玉菌と悪玉菌がうまく「すみ分け」をしてくれれば問題ないのですが、人間社会と同じで、そう平和にはいきません。どちらの菌も、常に自分の領地を拡大しようとたくらみ、戦闘をくり返しています。

一般的に、**善玉菌が増えると悪玉菌が減り、善玉菌が減ると悪玉菌が増えます。**

これも人間の社会と同じで、悪玉菌が多いと、不安定で病気の多い体になります。

また、いちばん数が多いのは、とりたてて善行も悪さもせず、その時の風向きを見て強そうなほうになびく日和見菌です。

善玉菌の勢力が弱まり、悪玉菌が増え出すと一大事です。腸内では腐敗が進み、アンモニア、インドール、フェノールといった有害物質が発生。腸管から吸収されて全身を駆けめぐり、肌荒れのもとになったり、風邪をひきやすくしたり、さらには心臓にまで悪影響を及ぼします。

善玉菌はもともと年とともに減るうえに、食生活の乱れやストレス、過労など、さまざまな原因で減ります。

逆に悪玉菌は、悪役らしくふてぶてしい。宿り主の不摂生やストレスは絶好のチャンスで、急増します。腸内が腐敗すれば、それをエサにいっそうパワーアップします。

ヨーグルトや乳酸菌飲料を摂ると腸内の善玉菌が増えるのは、乳酸菌、ビフィズス菌に加え、腸の中でビフィズス菌のエサになる乳糖も含まれているから。

ビフィズス菌は乳糖を食べると乳酸、酢酸《さくさん》などの酸性物質を作り出します。悪玉菌は酸性の環境に弱いので、増殖が抑えられます。

生きたまま腸に届く乳酸菌を摂ると、腸粘膜をほどよく刺激し、体の免疫力を活性化させます。もし乳酸菌が死んで腸に届いても、食物繊維と似た働きもあり、悪玉菌を掃除して体外に排泄してくれるので、よい腸内環境を作る助けになります。

ただし、もともと腸にすんでいるビフィズス菌のような形で腸にとどまることはできません。だから乳酸菌は、毎日摂ることが必要なのです。

ちなみに人間の便の7～8割は水分、残りの1～2割くらいが腸内細菌、1割強が食べ物の残り。食べカスより腸内細菌のほうが多いんです。健康な大人の便には、1gあたり、1000億個もの細菌が含まれています。死骸もあるし、生きている細菌もいます。その大半は腸の中にすむ細菌で、ビフィズス菌や大腸菌も含まれます。

8 がん、認知症の腸の中

風邪をひいた人の腸内細菌を調べると、善玉菌の数が極端に減り、悪玉菌の数が優勢になっています。便秘や下痢の時も同じです。

最近の調査で、胃がんの人の腸では、大腸菌よりももっと悪質なウェルシュ菌が異常に増加していることが確かめられています。

一見、腸とは関係なさそうな認知症の人にも、胃がんの人に似た悪玉菌の異常増殖が見られます。心臓疾患や脳梗塞との関連もわかっています。

自律神経と腸内細菌も、密接にかかわりあっています。

私たちがストレス状態になると、それを緩和しようと、防衛反応として脳下垂体からアドレナリンなどのホルモンが分泌されます。結果として交感神経が優勢になり、副交感神経を抑えます。腸の動きや消化液の分泌は副交感神経に支配されているので、ストレス状態が長く続くと腸内細菌のバランスや体調が悪くなります。

9 腸（はらわた）がちぎれる。煮えくりかえる

世の中で最も筆舌に尽くしがたい悲しみ。それは、子どもに先立たれた母親の悲しみだと言われ、免疫力も急降下することがわかっています。

これは万国共通のようで、耐えがたい悲痛をあらわす「はらわたがちぎれる…断腸の思い」という言葉は、中国の、子猿を奪われた母猿のエピソードからきています。

東晋《とうしん》の武将・桓温《かんおん》が長江三峡まで攻め入り、兵士のひとりが子猿をつかまえた。母猿はなき叫びながら岸をつたい、数十kmもついてきて、なお離れようとしない。ついに船に跳びこんできて、そのまま息絶えてしまった。腹を裂いてみると、腸はずたずたにちぎれていた。それを聞いた桓温は、腹を立てて兵士を罷免した…。(『世説新語』より)

頭がまっ白になる、胸が痛む。心が千々《ちぢ》に乱れる。これらはまだ余裕がある段階。**ギリギリまで追いこまれると、人間は脳や心ではなく「腸」が反応する**ことを、先人は強く感じていたのでしょう。またそれが1500年以上も語り継がれて、異国の日本でも慣用句として使われ続けていることに、人類の琴線がうかがえます。

「はらわたが煮えくりかえる」という言葉もあります。頭にきたり、むかついたりするのはまだまだ生やさしい段階。怒りが極まると、腸が煮えたぎる。

心労が極まると、はらわた＝腸が煮えたり、ちぎれたりするほどのストレスがかかり、免疫力の危機です。いったん心労を封印し、なんとかして気持ちを切り替えてください。はらわたまできた激情に身をゆだねてしまうと、命にかかわります。

お坊さんには長生きの人が多いですね。中でも圧巻は、天海大僧正《てんかいだいそうじょう》。350年も前に徳川家の3将軍に仕え、比叡山の復興に力を尽くして、108歳の天寿を全うしました。徳川家康公に長寿法を問われて「気は長く　勤めは堅く　色うすく　食細らして　心広かれ」…。

くれぐれも、はらわたを煮えくりかえらせないように気をつけましょう。

10 「くさいおなら」は病気のサイン

「くさいおなら」「人前で出るおなら」を気にする人が増えています。**急にくさくなったり、ところかまわず出るようだったら、腸内に悪玉菌が増えているサイン。**近年の研究で、腸内で悪玉菌が増えると、腸内発酵ではなく「腐敗」が進むことがわかっています。

おならのにおいは腸内の状態を示すバロメーターなんです。


1日に腸で作られるガスは、大人で400〜1500ml。それを5〜20回ぐらいに分けて放っています。

腸内のガスのもとは7〜8割前後が、口や鼻を通って入ってくる空気中の酸素や窒素。だから炭酸飲料も、おならの原因になります。

「ガスでお腹が張って苦しい」と訴える人は、ストレス性が多いです。緊張やイライラから無意識のうちに空気を飲みこむ、早食いのついでに空気もガブ飲み、ということもよくあります。**ゆっくりかんで食べれば、唾液と混ざって「ガス抜き」できます。**

ストレスは腸の働きやぜん動運動（便を先に送り出す動き）をさまたげるので、さらにガスがたまりやすくなります。

腸内ガスの多くは便と一緒に排出されるので、排便時に腸をもむ（下腹の両脇を中心にもむ）などして、できるだけ多くのガスを一緒に出してしまうのも手です。

残り2〜3割の腸内ガスは、食物を分解する時に作られます。

まず、イモや豆などの炭水化物が腸内細菌によって分解されると、二酸化炭素やメタンなどのガスが発生します。これは発酵型のガスでさほどにおいません。

2番目が、肉や卵などのたんぱく質系。これは分解されると、アンモニア、硫化水素、インドール、スカトール、揮発性アミンなど腐敗型のガスに変わり、とりわけ便秘と組み合わさると、強烈なにおいのもとになります。

3番目は脂肪です。分解されると揮発性の脂肪酸になり、においは汗に似ています。

つまり、「鼻をつまみたくなるおなら」が出るのは主に、たんぱく質が分解された時です。

実は分解にも細胞の役割分担があり、炭水化物は主にビフィズス菌等の善玉菌、たんぱく質や脂肪は主に、ウェルシュ菌等の「悪玉菌」が受けもちます。たんぱく質は悪玉菌を活性化させ、もとから悪玉菌が優勢だった場合は、一気にのさばります。

食事は楽しんで食べることがたいせつなので、肉を断つ必要は全くありません。ただ、**動物性たんぱく質を摂る時は、乳酸菌に加え、野菜、イモ、豆、海藻に含まれる、水溶性食物繊維をなるべく摂ってください。**これらは腸の中に入ると水分を含んでドロリとしたゲル状になり、いらないものを吸着・排出するので悪玉菌を抑えてくれます。

水溶性食物繊維は、腸の中で善玉菌のエサにもなります。

11 100歳でダンス！ 長寿国・グルジア人の腸の中

若い人の腸の中は「善玉菌」のビフィズス菌が優勢で、「悪玉菌」のウェルシュ菌は劣勢。そのバランスが50歳ごろから逆になって悪玉菌が急増。高齢になるとビフィズス菌がゼロになってしまう人も珍しくない…。これが腸の常識ですが、100歳になっても善玉菌たっぷりの人々もいます。

中央ヨーロッパのコーカサス地方に、有名な長寿国・グルジアがあります。90歳、100歳の超高齢者が多いだけでなく、背すじがしゃんと伸びて、軽い足取りでダンスを楽しむ人が大勢いることが、注目の的になっています。

その秘密はどこにあるのだろうと、世界中の長寿学の権威たちが、さまざまな角度からグルジア人の健康調査を続けてわかったことは、**「年をとっても、腸内に善玉菌が非常に多い」**こと。超高齢になっても、乳酸菌やビフィズス菌の数が若い人と大差ない、というデータが多数報告されています。**その秘密が「ヨーグルト」と「大笑い」**にありそうです。

首都・トビリシに滞在した知人いわく、朝、通りから聞こえてくるのは「い〜しや〜きいも〜」に似た「マ〜ツォ〜ニ〜」という声。現地ではヨーグルトを「マツォニ」と呼び、近郊の村から、ヨーグルト売りたちが毎朝、大きな瓶にできたてを詰めて、売りにくるそうです。ヨーグルトを自分の家で作っている家も多く、毎朝、どんぶり一杯ぐらいずつ食べるのが当たり前。

そしてグルジア人は、あけっぴろげで大変なおしゃべり好き、ジョーク好き。笑い話が非常に好まれ、友人同士で「とっておきのネタ」を披露し合っては、しょっちゅうゲラゲラ笑い転げるのがレクリエーションです。世界中から「長寿の取材」に押し寄せる記者やカメラマンに、ご老人たちが放つ、お気に入りの定番ジョークは「若い女の知り合いがいたら、紹介してくれないか？」。

冗談ではなく本当に、生涯現役の人も多いというからおそれ入ります。

もうひとつの長寿の秘境、パキスタンのフンザ地区でもヨーグルトがよく食べられ、フンザと並び称せられるエクアドルのビルカバンバの人の主なたんぱく源は、牛乳に食塩を入れず、牛の十二指腸のエキスを混ぜたナチュラルチーズ。これに似たチーズを、グルジアの人も好んで食べます。発酵乳の長寿パワーおそるべし、です。

日本人はどうでしょう。

腸内細菌の権威、光岡知足先生は、かつて日本の長寿村として知られた山梨県・棡原《ゆずりはら》村の長寿者たちの腸を1980年前後に調べて、「悪玉菌の割合が東京の老人ホームの老人より低く、東京都の青壮年の腸内細菌バランスに近い」と報告しています。調査当時の**長寿者は、雑穀、野菜、海藻、魚の干物、そして味噌と味噌煮を好んで食べていた**そうです。第3章で納豆の「腸活」パワーに触れていますが、味噌は納豆と「兄弟」で、腸内の乳酸菌を増やす力が強い食品です。

一方、東京都の調査では、現代の東京で元気に暮らす100歳以上の長寿者たちのほとんどは、肉も魚も野菜も乳製品も卵も、バランスよく食べていることがわかっています。また、1日260gのヨーグルトを、65歳以上の男女に、2週間食べ続けてもらったところ、うんちをくさくする便中のアンモニア、スカトールが、いずれも摂取前の半分以下に減った、というデータが報告されています。**「うんちがくさくなくなる」ということは、善玉菌が増えたということ。**

つまり、年をとってからでも、腸の中の環境は意外にかんたんに改善できるということになります。「長生きする腸」は、自分の意志で作れるんです。

第2章

腸の免疫力を上げると病気は治る

1 免疫力は40歳で半減、70歳で10分の1に

私たちの体を守ってくれる免疫力は、血気盛んな20歳がピーク。その後はだんだん低下して40歳になると半減し、70歳になると10分の1ほどに落ちこんでしまいます。

免疫力の低下とともに、糖尿病、高血圧、心臓病、脳卒中などの「生活習慣病」を患う人が増えてきます。不規則な生活やストレスが続くと、これらの病気をかなりの確率で発症し、いまの医学では根本的な治療は困難とされています。

生活習慣病の中で最もおそろしいのが、言うまでもなく死因のトップを続けるがんです。

がんになりたくない、というのは万人共通の願いですが、残念なことに、そういう「ぜいたく」は通りません。

■ 年齢による免疫力の推移

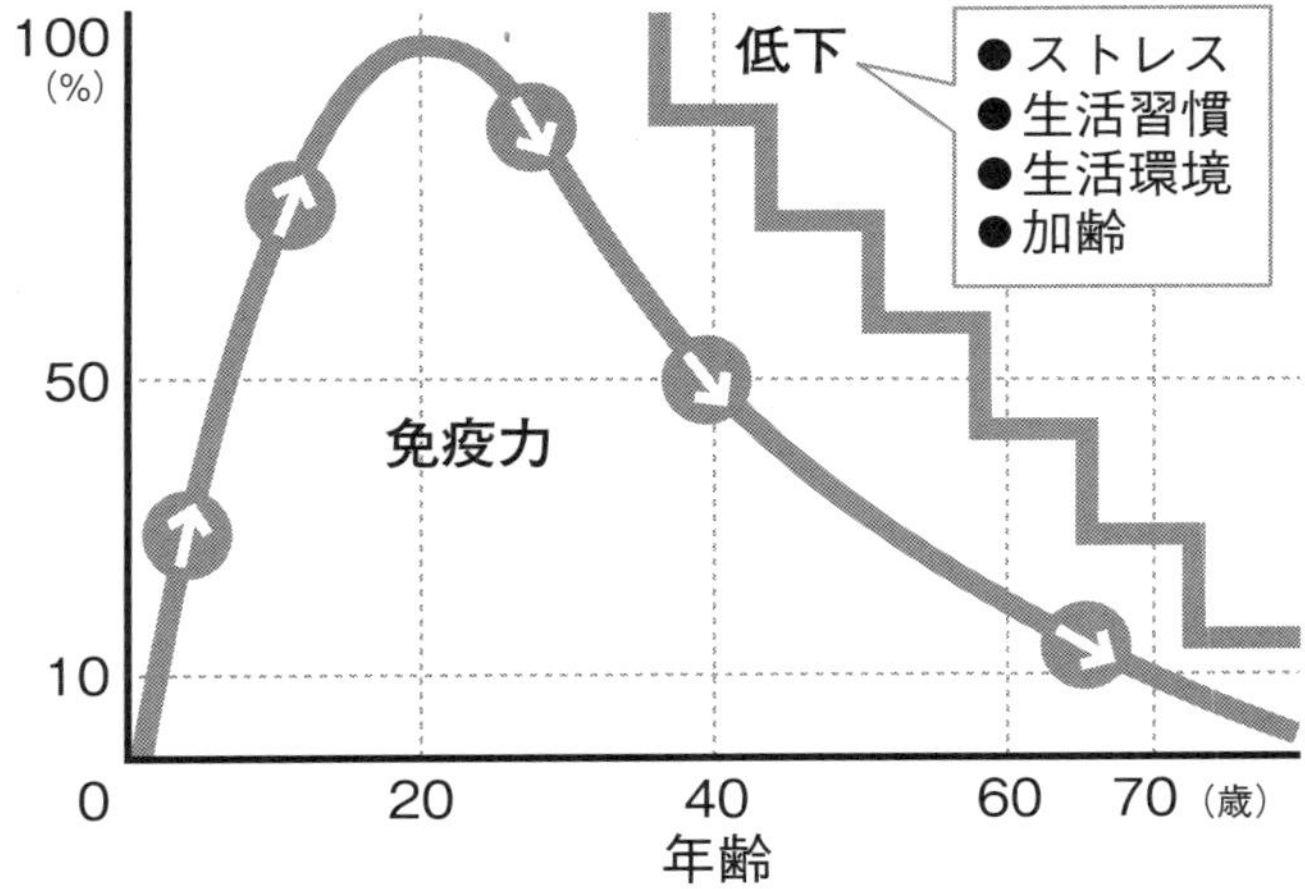

『現代科学』多田富雄・奥村康より

どんな人の体の中にも、がんの卵と、一定数の「がん遺伝子細胞」があります。前述したように、毎日数千個の新しいがん細胞ができています。**がんにならないのは、免疫細胞、中でも主に白血球の中のリンパ球のＮＫ（ナチュラルキラー）細胞が、がん細胞を殺してくれるからです。**

「ＮＫ細胞は不良少年をたたいているおまわりさん」だと昔から私は言ってきました。おまわりさん細胞がちゃんと働いてくれれば、がんの芽をつんでくれる。ところが、おまわりさんが弱くなって不良少年が生き残り、数が増えて暴力団になってしまったら…。それが、がん腫瘍。免疫力が低下すると、がんの抑制が効かなくなるんです。

人間からＮＫ細胞を取ってしまうと、発がん率はグンと上がり、ウイルスに感染しやすくもなります。ですから、ＮＫ細胞を利用した治療で最も効果が期待されているのは、「発病を未然に防ぐ」ための予防医学的な使い方です。

ＮＫ活性（ＮＫ細胞の働きの強さを示す免疫力の指標）を長期にわたって高め、維

持する必要があるのです。

1個のがん細胞が増殖し始めると、だいたい10～20年で、1㎝ほどのがん組織に成長すると言われています。**がん組織は「免疫力の危機を放置しておいた結果」**と言うことができるでしょう。

この免疫力のカギを握っているのが腸内環境です。

一般的な20代女性の大腸は、きれいなピンク色をしています。腸内の血行がよく、悪玉菌の数が少なく、腸内環境が整っているからです。それが70代になると、色はうっすらと黒ずみ、灰色に変色してしまいます。腸内は悪玉菌だらけになり、NK細胞もすっかりヘタっています。

腸を黒ずませてはいけません。

2 美肌は腸年齢が決める

アンチエイジング時代。「きれいなお肌ですね」「お若いですね」とほめられたい…という思いは男女を問わないようで、テレビのCMも、スキンケア製品が花盛り。美容液にシワ取りクリーム、ニキビ用化粧品、パック剤、マッサージローラー…。男性向けも多彩です。

しかし、**肌年齢を決めるのは、外からのお手入れよりも「腸年齢」**なんです。

東京と大阪の20～60代の女性６００人を対象にした、興味深い調査結果（第23回ヤクルト健康調査）があります。腸内細菌学に詳しい、辨野《べんの》義己先生が開発したテストによって腸年齢を判定して、心身の健康状態や容姿、肌の状態と比べたもの。

「腸年齢が若いほど肌の悩みが少なく、心も体も健康で見た目も若い」、という結果がはっきりと出ています。
テストの主な内容は次の通りです。

トイレに関して

①いきまないと出ないことが多い。
②排便後も便が残っている気がする。
③便がかたくて出にくい。

生活習慣に関して

①トイレの時間は決まっていない。
②おならがくさいと言われる。
③タバコをよく吸う。

食事に関して

①朝食は食べないことが多い。

②食事の時間は決めていない。

③野菜不足だと感じる。

腸年齢の判定は「実年齢より若い」「実年齢＋10」「＋20」「＋30」の4段階。実際の質問は全部で24項目でしたが、右の9つからでもYESが5個以上あったらあなたの腸年齢は実年齢＋10かそれ以上、1～2個ならほぼ実年齢より若いと言えます。

3 腸が老けると、見た目も老ける

この調査で、腸年齢が実年齢より若かった人は全体の38・5％しかいません。肌の「乾燥」「シミ・ソバカス」「ハリ・ツヤ」「シワ」「毛穴の開き、黒ずみ」「くすみ」

「脂性」「化粧のノリ」「にきび・吹き出物」「アトピー」「そのほか」と、**肌の悩みのすべての項目で、腸が若いほどトラブルが少ない**、という結果でした。

たとえば、にきび・吹き出物やアトピーに悩むのは、腸の若い人は6％しかいないのに対し、「＋20歳」の老いた腸の人は26％と、大差がついています。

意外にも若いほど腸年齢が実年齢より「老けて」いることが多く、次のようなこともわかっています。

①肥満の人、ストレスの非常に強い人は特に腸が老化している。
②ストレスが少ない人に、腸の若い人が多い。
③腸の若い人ほどプロバイオティクス（生きて腸に届く乳酸菌）の摂取頻度が高く、健康状態、体力、気分、容姿も若く、肌の悩みは少ない。

悪玉菌が優勢の腸内では「腐敗」が進み、腐敗物質や有害物質が大量に生まれて腸壁から吸収され、血液を通して全身に運ばれて、肌荒れやかぶれ、くすみ、アレルギー性皮膚炎の原因になります。女性にいやがられる「オヤジ臭（加齢臭）」も、有害物質が肌から発散されたもの。

アンチエイジングにこだわるなら、外からあれこれ塗るより、まずは腸内環境を整えたほうが近道、ということですね。

4 腸が元気な人はボケない

見た目の若さの次に気になるのは、脳の若さ。

「最近、人の名前が出てこなくて…」「こんなミス、若いころは絶対しなかった…」。脳の衰えを自覚すると、ゆくゆくは認知症…？　とゾッとしますね。

さきほどの調査では、「腸年齢が若いほど脳年齢も若く、腸年齢が老化しているほど脳も退化している」という結果も、くっきり出ています。「固有名詞、漢字が出てこない」「何をするために行ったか忘れる」「会話にアレ、ソレが多い」…と、これらのすべての項目は、腸年齢の若い人には見られません。「単純な計算ができない」は、腸年齢の若い人ではわずか9％。「＋20歳」の老いた腸の人は24％台と、大差がついています。

ほかにも、仕事の能力を左右する「物事を決められない」「同じことを長く続けられない」といった知能にかかわる質問でも、腸の若いグループが圧勝。「腸が元気なうちはボケない」と言えそうです。

お通じがよくて腸がすがすがしいと、気分も爽快になり、頭が冴える。ボケも逃げ出す。腸こそが、美、健康、若さ、気力、体力、脳力など、アンチエイジングのすべてのカギを握っているんです。

5 そもそも免疫って何?

免疫学は全身にかかわる仕組みで、心臓や肺のように臓器の実体がしっかりと目に見えないせいか、どうも「とっつきにくい」と思われやすいようです。

ちょっとクイズをやってみましょう。

心臓が止まれば人は死にますが、免疫システムの働きが止まったら、人はどうなるでしょう? 人に一定量の放射線を浴びせると、心臓や肺をそのままにして、体の免疫系だけをつぶすことができます。免疫系の働きが止まったからといって、心臓や肺をつぶされた時のようにすぐ死ぬことはありません。

しかしそのまま1~2週間経つと、だいたいは外からの細菌やウイルスに冒されて、下痢を伴ったさまざまな感染症で死んでいくことになります。

つまり**「免疫」とは、体に悪さを働く外敵を駆除して、健康を保つシステム…外からの感染に対抗するために発達してきた体の仕組み**、と考えてよいでしょう。

太古、私たち生物が陸に上がる以前、海の中で生活していたころの、本来の「体を守る」免疫システムは、外からの異物に対してだけではなく、「自己を認識しながら、そこに異常があった時に働くシステム」が基本でした。陸上生活を営むようになることによって、外的な危険が増し、「非自己」への備えの免疫も発達しました。

しかし、説明のつかない疑問も出てきます。

たとえばアメーバやミミズには、ヒトの免疫系のようなしゃれたものは備わっていません。しかし、汚ないドブの中でもバイ菌だらけの環境でも生き続けて、人類よりずっと長く、何億年も前からいままで種をつないできています。ということは、生き物の生存と存続にとって、免疫系なんて実はたいしたことないのでしょうか。

6 アメーバは屋台、人間はデパート

アメーバと人間の大きな違いは、「体を構成する細胞の種類や数」の違いです。アメーバは単細胞で、臓器と呼べるのは腸の役目をする「食胞《しょくほう》」ぐらい。対して哺乳動物であるヒトの細胞は多様化し、各臓器も多種多様の細胞でできています。

アメーバがラーメン屋台なら、人間はデパートと考えるとわかりやすくなります。屋台なら毎日ひとりで決まった材料を仕入れて、自分で作って、売って、片付けるだけ。ラーメンを作る手もとも丸見え。実にシンプルです。

ところがデパートとなると、これは目がくらむほど複雑です。おびただしい商品を仕入れて並べて売って、売れ残りやクレームを処理し、採算を合わせる。そのために売り場の奥はたくさんのセクションに分かれ、大勢のスタッフが働いています。社長

から社員、パート店員まで、役割もさまざま。商品や販売員を管理・統率するための仕組み、盗難や火事、地震に備える仕組みなど、複雑なコントロールシステムも必要です。

人間の体も、細胞群がいくつもの複雑で異なった機能に分化しています。各臓器がうまく連携して働くためには、表からは見えない神経、内分系に加え、免疫システムが大事な役割を果たすことになります。

1970年ごろまで、免疫系とは「自己ではない異物を排除するシステム」で、がん細胞のような体内の細胞を攻撃することはない、という考え方が一般的でした。

しかし当時、私どもは動物実験の結果から「日々がん細胞を見つけ出して、やっつけて歩く細胞があるのではないか」という仮説を立て、論文を発表しました。

それ以降、世界中で研究が行われるようになり、NK細胞が発見されたのですが、

「キラー細胞は、どんな武器を使って、がん細胞やウイルスに感染した細胞を殺したり溶かしたりするのか」という最大の謎が残っていました。

「ピストルの弾に似た、相手に穴をあけるような分子を出して殺すのでは」という憶測もなされ、仮に「パーフォリン（たんぱく質を含む細胞内部の袋）分子」と名付けられていました。

7 キラーが出す弾丸を発見！

免疫系が体を守る時にも、勘違いして自分を攻撃するアレルギー反応においても、最終兵器として「組織をこわす」ために働く分子のひとつが、パーフォリン分子なのでは。

そんな仮定に基づき「パーフォリン分子の遺伝子をつかみ出す」競争が、国際的に熾烈にくり広げられていました。特にアメリカでは、まるで最新設備を整えた工場のような研究室に専門家がたくさん集まり、鳴りもの入りでした。

私は、この分野で仕事をやっていきたい、と情熱を燃やしていたのですが、当時の私の店（研究室）は、やたら性急で早とちりな奥村店長と、まじめでおとなしい大学院生のみ。パーフォリン分子の遺伝子については素人で、物資もなく、外国のその道の権威に情報や研究材料の提供をお願いしても、全く相手にしてもらえませんでした。友人たちに相談すると「大リーグに草野球チームが立ち向かうようなもの」とあきれられましたが、ともかくパーフォリン分子の遺伝子探索競争に参入しました。

私の弱点であるせっかちな性格が、この時は院生を追い詰めるのに役立ち、結果として無名の小店は世界に先駆けて、キラー細胞の殺傷分子の遺伝子を釣り上げることに成功。

新聞記者に、パーフォリン分子の遺伝子のことを「キラーが出すピストル弾」と説明したら、新聞の一面トップに「弾丸たんぱくの発見」という見出しが躍って、うれしかったことを覚えていますね。

この弾丸分子は**「がん細胞や異物、ウイルスに感染した細胞を傷つけて殺す」**という、体にとっていちばん重要な免疫反応のための分子です。

その後、相手の膜を傷つける短刀のような分子、毒殺するような毒素分子なども発見され、キラー細胞の働きの複雑な実態が明らかになっています。

8 風邪薬を飲むと免疫が下がる

私たちの体を外敵から守ってくれている免疫システムと、身近な病気の関係をざっと見わたしてみましょう。

耳…貝殻のような形で異物の侵入を防ぐ。耳あかは、はがれた表皮などの排泄物。

目…まつげで異物の侵入を防ぐ。涙には殺菌作用、洗い流す働きがある。
鼻…鼻水は微生物を殺菌。粘膜についた病原菌をくしゃみで排出する。
口・のど…唾液に殺菌作用。タンにも異物を排除する働きがある。
肌…汗の塩分や皮脂に殺菌作用。皮膚常在菌が保湿膜を作る。
消化管（胃腸）…胃酸などの消化液で殺菌、さらに腸内細菌が異物を徹底排除。
膣（ちつ）…酸性に保たれ、粘液が外敵をブロックする。常在菌が活躍。
尿道…ブドウ球菌や連鎖球菌などの常在菌が、外敵や異物を排除する。

肌荒れ

皮膚表面の常在菌は免疫力の第一の砦。洗いすぎ、乾燥、塗りすぎなどの要因で悪玉優勢になると、トラブルがおこります。善玉の表皮ブドウ球菌が弱ったり、悪玉の黄色ブドウ球菌やアクネ菌などが優勢になるとニキビや肌荒れ、湿疹に。

花粉症

アレルギーは免疫の過剰反応。花粉などのアレルゲンに対して、抗体を作りすぎて体に影響を及ぼします。「免疫力が強すぎる」のが原因です。

風邪

原因はウイルス。風邪だけで数百種類のウイルスがあり、これが手や鼻、口に付着・侵入しておこります。くしゃみ、咳、鼻水、のどの痛みなどの症状は、すべて免疫細胞が風邪と闘っている証。発熱も免疫活性を高めるため。風邪薬に頼りすぎると免疫力が衰えます。

下痢

腸の中に、消化吸収を助ける乳酸菌やビフィズス菌が少ないと、腸内の免疫力も低下。下痢や便秘がおこりやすくなります。消化不良、ストレス性の下痢、有毒物をすばやく排泄しようとする働きなどから、下痢が引きおこされます。

カンジダ膣炎

膣の中には乳酸菌がすみ、膣内を酸性に保っています。カンジダ菌はカビの一種で、普段から膣にいる常在菌。疲れやストレスがたまったり、抗生物質を摂ると勢力を増して暴れ始め、粘膜に炎症をおこさせて、かゆみ、白いおりものなどが増えます。洗いすぎも要因に。自浄作用が働いているのに石けんで洗いすぎると、善玉菌を殺してしまいます。

ヘルペス

ウイルス感染が原因。キスやセックスなどの接触によって、単純ヘルペスウイルスに感染することが始まり。口唇に水疱が出る1型、性器に出る2型があり、唾液や体液から感染。唯一の予防策は発症している（水疱が出ている）人との接触を避けることです。

9 賢い免疫、バカな免疫

私はよく「ジキルとハイド」にたとえるんですが、免疫系にはバカな面や悪玉の顔もあります。

たとえば花粉症や化粧かぶれ、喘息などのアレルギー疾患。これは、特定の異物（花粉や化粧品やダニ）に対して、免疫反応が過剰に働きすぎて引きおこされます。それをしずめようとして薬を使うと、本来の免疫力も低下してしまうことがあります。たとえばステロイドの投薬で喘息が治まっても、次は感染症が発病したりします。

バランスの問題もあります。一般に、花粉症などのアレルギーをもっている人は、寄生虫に対して強い免疫力を発揮する傾向があります。逆に、結核やがん細胞に対して強い免疫力のある人は、寄生虫には弱い傾向があります。人間に、得意・不得意や長所・短所があるのと同じですね。

つまり免疫力は、「ただ賢い免疫だけきたえればいい」というものではなく、**「免疫系のさまざまな働きが、バランスよく活性化している」ことが大事**です。これは腸内環境と同じですね。

免疫システムは、暴走することもあります。

関節リウマチ、全身性エリテマトーデスに代表される膠原病《こうげんびょう》のような、治療方法が確立されていない40以上の難病は、「自己免疫疾患」…免疫系が、自分の体のある成分を「非自己」と勘違いして、自分自身の正常な細胞や組織を激しく攻撃することからおきています。これもアレルギーです。

アレルギーの発症には遺伝的な体質も関係しますが、食生活や精神的ストレスなどの生活習慣を改善して、免疫力を活性化することもたいせつです。

10 アレルギーには悪玉菌が効く!?

潰瘍性大腸炎とクローン病。どちらも腸の粘膜に潰瘍ができる難病で、免疫システムの異常から引きおこされる「自己免疫疾患」とされます。

国内の患者数は潰瘍性大腸炎が約10万5000人、クローン病は約3万人。根本的な治療法がなかったこのふたつの病気に、「悪玉菌」とされることの多い腸内細菌が福音をもたらしそうだと、注目されています。

東京大学の本田賢也准教授らは、無菌環境で飼育したマウスの大腸には、T細胞（リンパ球の一種で免疫の司令官）の一種「Treg細胞」の数が、通常のマウスの約3割しかないことに気づきました。Treg細胞は、炎症性腸疾患や関節リウマチなどの免疫システムの過剰反応を抑えるのに、極めて重要な役割を果たす細胞です。

そこで、無菌環境でさまざまな腸内細菌を接種してみると、一般には悪玉菌とされるクロストリジウム属の細菌を接種した場合に、通常のマウスのレベルまでＴｒｅｇ細胞が増えました。また、炎症性腸炎にかかりにくくなることがわかりました。

ヒトの場合も、潰瘍性大腸炎やクローン病の患者さんは健康な人に比べ、クロストリジウム属の腸内細菌が非常に少ないことがわかっています。

クロストリジウム属の細菌には、ボツリヌス菌などの有害なものも含まれるので、よく「悪玉菌」扱いをされます。しかし、無害なものもあり、ヒトの腸内で多数、ほかの腸内細菌と共生しています。

ヒトの腸内のＴｒｅｇ細胞の数を、人為的に増やせるようになったら、異常な免疫応答を抑制できる可能性があります。自己免疫疾患の症状の軽減やアレルギー疾患の治癒に役立ちそうだと、現在、盛んに研究されています。

11 NK活性が低いとがんになる確率が2倍に

免疫の最前線で働くNK細胞の働きが弱いとがんになりやすいことを、私はヌードマウス（実験用にNK細胞を取り去ったマウス）で確認しましたが、ヒトの実験でもはっきりした結果が出ています。

埼玉県立がんセンターが、世界で初めて一般人の追跡調査で「免疫力の個人差と発がんリスクとの関係」を実証しています。

一般住民3500人の協力を得て、NK細胞の活性度が「高い・中程度・低い」の3グループに分け、11年間追跡しました。すると、**NK活性の低いグループの人たちだけが、ほかに比べて2倍ほど、がんの発生率が高くなっていました。**

同センターでは1986年に、埼玉県内の40〜80歳の男女約3500人から血液中のNK細胞を採取しました。それをがん細胞と混ぜて、NK細胞が何%のがん細胞を殺すかを調べ、それぞれのNK活性の強さを求めました。そして3500人を1997年まで追跡調査し、発がんの有無を確かめました。

NK活性の強さ別に3グループに分けて分析したところ、「高」と「中」のグループは、がんにかかった率が、女性はいずれも2%、男性は7%と6%。男性の平均年齢が女性より高かったため、全体に男性の発がん率が高くなっています。

「低」のグループは女性4%、男性9%と明らかに高く、年齢や喫煙、食習慣などの影響を取り除くと、「低」グループの人は、「高」「中」グループに比べ、男性で約1・7倍、女性は約2倍、「がんにかかりやすい」という結論が出たのです。

免疫力とがんの関係がはっきりしたんです。

⑫ たった20分で免疫力を上げる方法

埼玉県立がんセンターでは、NK活性を高める方法として**「緑黄色野菜を多く食べる」**ことや**「適度な運動」**をすすめています。

私の研究室で行った実験では、NK活性を確実に上げる方法として**「大笑い」**に勝るものはなかったですね。

40〜60代の男女8人に、まずは、採血で通常のNK活性を計測していただいてから、**漫才番組をおよそ20分間楽しんでもらいました。**たっぷりと笑ったあとに、再び採血。**たった20分で、がん細胞を8％多くやっつけるパワーを獲得**した人がいたのには驚きました。

慣れない実験のストレスのせいか、数値が下がった人もいましたが、結果は8人中

6人の免疫力がアップ。漫才を見て笑うだけで免疫力が上がって、体内のがんを殺す力が増すなんて、これほど楽しい健康法はないでしょう。

13 中央線に飛びこむ人たちの、ある共通点

コレステロールが、あいかわらず「悪者」にされ続けています。

確かに心臓の悪い人にとっては、コレステロール値が高いということは、よいことではないかもしれません。

しかし別の見方をすると、これほど体にとって大切なものはないんです。

おかあさんが赤ちゃんを育てる母乳は、コレステロールの宝庫です。コレステロールを含む中性脂肪がたっぷりのおっぱいを飲んでいると感染にも強い。

離乳期に入ると、O157にやられたりすることがあります。コレステロールを含

む中性脂肪は、Ｏ１５７のような細菌の毒素を中和して無毒化するので、感染防御にはとても大事なもののひとつなんです。

コレステロールは細胞膜の大事な成分で、各種ホルモンのもとでもあります。強い血管もコレステロールから作られます。日本人は、年をとるとあっさりした食べ物を好む傾向がありますね。しかし、肉や卵を摂らないと、コレステロール値は下がってきます。そういう人は感染に弱い。

私が医学部を卒業した昭和44年ごろ、東北などのいなかに行くと、脳出血の患者さんがたくさんいました。農家でも卵や鶏はよそへ売っていた時代で、栄養が充分でなく、コレステロール値が低くて血管の弱い人が多かったのだと思います。いまはだれでも肉や卵や牛乳を摂れるから、脳出血がグンと減ったとも考えられます。

脳にもコレステロールをたっぷり与えておかないと、働きが悪くなります。

上場企業の役員の人などにはよく冗談で、「社員を採用するなら、コレステロール値が少なくとも200以上はないと。コレステロールの高い人は元気いっぱいで気性もアグレッシブだから、職場の雰囲気もよくなるし、営業成績も上がって会社の業績がアップしますよ」と言ったりします。

逆に身の回りの暗い顔をしてウツウツとしている人に、コレステロール値を聞いてみてください。きっと数値が低いはずです。

以前、帝京大学のある先生がJRと一緒に、**中央線で朝、思いつめて線路に落ちる人**のことを徹底的に調べたことがあります。55〜60歳ぐらいの男性がほとんどで、因果関係はよくわかりませんが、**ほぼ全員がコレステロール値を下げる薬を飲んでいた**ということを、精神科の学会で発表しておられました。

そもそもコレステロール値についてはあいまいな部分が多く、どんな学者を連れてきても、「これが正常値」と言い切れる人はいないんです。

心臓さえ悪くなければ、３００mg／dlぐらいあったってどうってことない、と考える学者も大勢います。アメリカでは一般に「３００までは放っておいて大丈夫」とされています。

コレステロール値を２００以上と以下に分け、寿命を比べてみたら、高いグループのほうがずっと長生きだったというデータが発表されています。発がん率も、コレステロール値の高いグループのほうが圧倒的に低い。女性は体質的にコレステロール値が高いんですが、心臓疾患はさほど多くありません。

コレステロールをむやみに悪者呼ばわりするのは、そろそろやめたほうがよさそうですね。

14 なぜ、日光の木こりに花粉症はいないのか

いま日本人の5人に1人は花粉症だと言われます。

花粉症は、スギなどの植物の花粉に含まれる特定のたんぱく質に対して、免疫反応が強く働きすぎておきるアレルギーです。

ではなぜ、日光の木こりに花粉症がほとんどいないのでしょう。

有名な「日光杉並木街道」のスギは、約1万2500本。山に分け入ればその何十倍もの数が植わっています。実は日光市では、1970年代からスギ花粉症調査を続けていて、年々花粉症の増加が観察されています。

花粉症はスギだらけの山の中ではなく、国道沿いの日光杉並木の周辺で、より多発しています。その増加曲線は、いろは坂の車両の通行量に比例しています。

①土に落ちた花粉と違い、アスファルトに落ちた花粉は車に巻き上げられやすく、くり返し、鼻孔を直撃する。

②いろは坂周辺の住民は、大気汚染や騒音のストレスで、免疫力が落ちやすい。
③木こりは早寝早起きで、仕事場は山の中だから、精神的ストレスが少ない。

日光の木こりに花粉症がいない（少ない）理由は、このあたりにありそうです。

アトピー性皮膚炎や喘息も含め、すべてのアレルギーには「免疫力の低下」が影響していいます。木こりに習い、**早寝早起き、わずらわしい人間関係は避ける、休日などには車の多い場所から離れて自然に親しむ、**などの工夫をしたら、花粉症もほかの病気も軽くなると思いますよ。

第3章

弱った体がよみがえる ヨーグルトの食べ方

1 やせないのは腸内細菌が原因だった

どんなダイエットをしても、結局リバウンドして以前よりお腹がポッコリ。水を飲んでも太る。

大食いで運動もしないのにやせている人がうらめしい…。

「やせられない」と、お嘆きの人に朗報です。

「肥満の原因は食べすぎと運動不足と言われているが、それ以外の要因があるかもしれない。同じものを食べても、太りやすい人もそうでない人もいる。**腸内細菌のコントロールで、肥満を防止できる可能性がある**」

世界中を驚かせる画期的な報告をしたのは、アメリカ・ワシントン大学医学部、ジエフリー・ゴードン博士ら。肥満に腸内細菌がかかわっていることを、次のように証明しました。

ゴードン博士らがつきとめた画期的な事実は第一に、「肥満型」と「やせ型」をそれぞれ特徴づける、腸内細菌のバランスがあるということ。

まず、500種類以上もあるマウスの腸内細菌を大きく「バクテロイデーテス類」「ファーミキューテス類」の2グループに分類しました。調べてみると、「肥満のマウスにはファーミキューテス類が多く、バクテロイデーテス類が少ない」傾向があることが判明。

ヒトではどうかと、マウスだけでなく肥満の人にも1年間、脂肪と炭水化物がひかえめの食事をしてもらい、腸内細菌を観察しました。すると実験が進むにつれて、「やせ型」の特徴であるバクテロイデーテス類が増えたんです。

また肥満マウスの便に残ったカロリーは、やせたマウスより少なかったので「肥満マウスには、消化されにくい多糖類まで分解する腸内細菌がいて、より多くのカロリーを摂取してしまう」こともわかりました。

２ 世界中で腸ダイエットの幕開け

肥満マウスの腸内細菌を別のマウスに摂らせると、総脂肪量が増加。肥満のマウスの腸内細菌を、無菌マウスに摂取させたら、体脂肪が一気に47％も増えたそうです。やせたマウスの腸内細菌を与えたら、体脂肪は27％増にとどまりました。

「太らせる腸内細菌」の存在を、はっきり証明できる大差がついていたのです。

この報告をきっかけに、腸内細菌と肥満についての研究が世界中で行われるようになり、「腸内細菌とそれを制御する免疫系が、メタボリックシンドロームや糖尿病、心臓病のリスク上昇にかかわっている」ことを示す実験結果などが、あいついで報告されています。

メタボを防ぐ腸内細菌バランスが解明されて、そのバランスに近づく善玉菌入りの機能性ヨーグルトが開発されたら、腸内細菌ダイエット時代の幕開けです。その日は、意外に早くやってくるかもしれません。

3 免疫力がアップする食べ方

ここ数年でわかってきたことも含め、腸内細菌の働きをおさらいしましょう。

①消化を助ける

小腸で消化・吸収しきれなかった食べ物や、人が消化できない多糖類などを分解。

腸内細菌は、人の食べた物をエサにして増殖します。その時、アミノ酸やビタミン、短鎖脂肪酸（酢酸《さくさん》、プロピオン酸）などを作り出します。

②免疫系を刺激する

人体に入りこんだ異物を、「抗体」（たんぱく質）を使って攻撃し、取り除きます。抗原の情報をもとに、1種類の抗原に対して1種類の抗体が作られます。

腸内細菌は体の免疫系を刺激し、抗体のもととなる物質を作らせる働きがあります。抗体をもたない無菌マウスでは、普通のマウスに比べて抗体を作るたんぱく質（免疫グロブリン）の量が少なくなります。

③病原菌の感染を防ぐ

常在菌が作る酸によって腸内は弱酸性に保たれているので、病原菌が生息しにくい環境になります。

④肥満を左右する

肥満やメタボリック症候群のマウスから腸内細菌群を取り出し、無菌のマウスに移植すると、生活環境や食生活は変化しなくても肥満したり、メタボになったりすることがあります。

健康やダイエット効果が期待できる腸内細菌のバランスは、食事でかなりコントロールできます。いよいよここからは、免疫力を高める食べ物、食べ方を探ってみましょう。

4 老化をとめるヨーグルト力

私たち人類は、いつごろから腸内細菌に注目してきたのでしょう。

まず19世紀の中ごろに、フランスのルイ・パストゥールが「アルコール発酵や乳酸発酵などの発酵現象が、細菌の働きによるもの」だということを科学実験で証明しました。

これが細菌学のあけぼのでした。

パストゥールはその時、ものを腐敗ではなく発酵させる有効菌だけを取り出す努力をしたのですが、残念ながらそれはかないませんでした。

パストゥールが夢見た有効菌の採取に成功したのは、ドイツの医師、ローベルト・コッホ。ゼラチンを培養地にすることで、多くの微生物の中から特定の細菌を純粋培養する技術を確立し、その技術が細菌学の基礎になりました。

この純粋培養技術を、その後、いろいろな学者や医師たちが応用し、結核菌をはじめ、コレラ、赤痢、チフスなどの病原菌の存在を突きとめ、治療法を生み出しました。

腸内乳酸菌の存在と働きも、だんだんわかってきました。

人間の寿命に乳酸菌が大きくかかわっていると考えたのが、パストゥール研究所のイリヤ・メチニコフ。ヨーグルトをよく食べるヨーロッパのコーカサス地方に長寿の人が多いことから「**老化は、腸内の有害な菌が引きおこす。ヨーグルトはその害を抑制するので長寿に有効**」という仮説を発表しました。

大正元年の1912年、ヨーグルトと、コーカサス地方の人との長寿の関係を知った首相・大隈重信は、「国力の源は臣民の健康にある」と、メチニコフの大著『不老長寿論』を翻訳出版しています。

ヨーグルトが健康にいいことは、100年前から世界の常識だったんですね。

日本では「体に有用な腸内細菌を探し出して健康に役立てる」研究が盛んで、1910年代には、乳酸菌を使った整腸剤「ビオフェルミン」、1919年には日本初の乳酸菌殺菌飲料「カルピス」、1935年には生きて腸に届く乳酸菌飲料「ヤクルト」が商品化されました。

5 体がよみがえるヨーグルトはこう選ぶ

腸内環境を整える力が科学的に立証されている食べ物は、ヨーグルト。牛乳を主に乳酸菌で発酵させた、人類が7000年前から食べていたと言われる発酵食品です。最近のヨーグルトのパッケージには、英語や数字や「~菌」「~株」などの言葉が大きく躍って、にぎやかですね。どれを選んだらいいのかわからない人も多いと思います。

乳酸菌は乳糖やブドウ糖をエサにして増え、乳酸、酢酸《さくさん》、ビタミンなどを作り出します。腸の中ではそれぞれの分泌液を出し合って、悪玉菌の悪さを押さえこみます。

生きた乳酸菌が腸内の細菌に働きかける効果だけではなく、死んで腸に届いても、それ自体が体に作用して血圧やコレステロール値、免疫能力を正常に保つ直接的な効果「バイオジェニックス」が認められています。

特定の健康機能をうたうヨーグルトが、ここ数年で多数登場しています。たとえばアレルギー症状を緩和する「ＬＧＧ菌」「ＫＷ乳酸菌」を使ったもの。ピロリ菌を減らす「ＬＧ21菌」「ＬＣ1菌」を使ったものなど。ヨーグルトは自分の体との相性で選ぶ時代なのです。

とは言え、店頭に数多く並ぶヨーグルトの中から、どれを選び、どう食べると大きな効果が期待できるのでしょう。

ポイントはふたつあります。ひとつ目は「期待する効能で選ぶ」こと。そして、もうひとつは、「毎日２００ｇを1週間食べ続ける」こと。詳しく解説しましょう。

①期待する「効能」で選ぶ

含まれる細菌、成分によってその効能が異なります。店頭でよく見かけるヨーグルトと主な健康効果を次に紹介しますので、まずはこちらを参考にしてください。

「明治ヨーグルトR-1」（明治）…R-1乳酸菌

ウィルスのガード力が証明された「1073R-1乳酸菌」配合。**風邪やインフルエンザにかかりにくくなる。**

「明治プロビオヨーグルトLG21」（明治）…LG21乳酸菌

LG21乳酸菌には**胃腸の調子を整える効果**が高い。胃潰瘍や十二指腸潰瘍の原因のひとつとされるピロリ菌を減少させたり、感染を防ぐ食品として特許も取得。胃の粘膜の荒れを整える効果も高い。

「ビヒダスヨーグルトBB536」（森永乳業）…ビフィズス菌BB536
ビフィズス菌（ビフィドバクテリウム・ロンガムBB536）を含み、**腸内の強力な善玉菌、ビフィズス菌を増やしてお腹を整える。**

「LGGヨーグルト」（タカナシ乳業）…LGG乳酸菌
LGGは、悪玉のウェルシュ菌やアンモニアの量を抑え、**アトピーを予防**する。**腸内の老廃物のクリーニング効果**も高く、**美肌効果**もある。

「ナチュレ恵」（雪印メグミルク）ガセリ菌SP株、ビフィズス菌SP株
ガセリ菌SP株は小腸で、ビフィズス菌SP株は大腸で働き、**整腸効果**が高い。**内臓脂肪、皮下脂肪を減らす効果**もある。

「ダノンビオ」（ダノンジャパン）…ビフィズス菌ＢＥ80

ビフィズス菌ＢＥ80は、腸に届く際の生存率がとても高く、**食物が腸内をスムーズに通過**するのを助ける。

「ソフール」（ヤクルト）…ヤクルト菌（Ｌ・カゼイ・シロタ株）

規定の10倍以上の乳酸菌を含み、特にヤクルト菌の働きで、腸内の**悪玉菌を制御して免疫力を高める。**

②毎日２００ｇを１週間続けて「相性」をみる

「コレが効きそう！」というヨーグルトを選んだら、まずは、毎日２００ｇ摂ることを１週間続けてください。前述した通り、乳酸菌は生きたまま腸内にとどまってはくれません。そのため、「毎日」摂り続けることが重要です。

1週間続けてみて、「お通じがよくなった」「吹き出物が減った」「体が軽くなった」「目覚めがよくなった」など、なんらかの効果を実感できたら、それがあなたにとって相性のいいヨーグルトです。

そのまま食べるのはもちろん、果物にかけるなどちょっと工夫すれば、あきずに続けられます。「同じヨーグルトばかりだとちょっと…」という人は、たまに浮気して別のヨーグルトに変えて気分転換してみましょう。

6 リンゴで便秘をやっつけろ！

一気にやせようと、食事の量を減らしたら、ひどい便秘に。

とりわけ女性はよく経験されているのではないでしょうか。

便秘は腸内環境を一気に悪化させるので、なんとかして回避しましょう。

便をスムーズに排泄するためには、内容物のそれなりのボリュームが必要です。食べたり飲んだりする量を極端に減らすと、便の量も減り、腸は便をうまく送れなくなってしまいます。腸に滞留する時間が長くなると便から水分が失われ、ますます便を送り出しにくくなるという悪循環に陥り、便はカチカチになっていきます。また、栄養不足で体力や筋力が低下することも、便秘をひどくする要因です。

しっかり食べると便の量が増えて大腸が刺激され、腸内に残っている便を押し出そうとする動きが始まります。ただし、消化のよいものやたんぱく質の多い食事ばかりでは、便のもとになるカスができないので、どうしても便の量が減ってしまいます。**便の量を増やすには、納豆、ゴボウ、イモ、リンゴなど水溶性食物繊維の多い食品を摂り、**冷水は腸を冷やすので、**少し温めた水をよく飲みましょう。**

裏ワザとしては、ヤクルトなどの乳酸菌飲料を2~3本まとめて飲むと、便が心地よくゆるくなります。もちろんヨーグルトも効果ありです。

日本人の、とりわけ若い層に腸の不調を訴える人が増えている原因は、食生活の欧米化にあるのではないかという研究データがあります。

昔は、欧米諸国の人々に比べて、見るからに「胴長短足」だった日本人。しかし、平均寿命の伸びとともに、ここ50年ほどで平均身長もぐんぐん高くなり、足が長くなり、そのプロポーションは、昔の日本人とは全く変わってきています。

食生活が、食物繊維が豊富で低脂肪、植物性の和食スタイルから、肉や脂の多い高カロリー食に変化してきている影響が、とても大きいことは確かです。

7 R－1乳酸菌で風邪、インフルエンザをガード

ヨーグルトには腸の働きを整える以外にも、さまざまな効用があります。

明治食機能科学研究所の池上秀二研究員によると、**R－1乳酸菌を含むヨーグルトをマウスに与えたところ、NK細胞の活性が高くなりました。**ヒトを対象とした試験も行われています。山形県舟形町と佐賀県有田町で59～85歳の住民計142人に、同種のヨーグルトを1日90g、8～12週間食べてもらい、食べない人と比べました。その結果、**ヨーグルトを食べた人は食べる前より風邪をひくリスクが低下した**ことがわかりました。舟形町の、同じヨーグルトを摂り続けた幼稚園、小・中学校では、インフルエンザ感染の報告がありません。

さらに、インフルエンザウイルスに感染させたマウスに同種のヨーグルトを食べさせた実験では、ウイルスが減るなど感染リスクを低下させる作用も認められました。

池上さんはこのメカニズムについて「乳酸菌とその菌が作り出す多糖類がリンパ球の一種のT細胞に働き、T細胞が作る生理活性物質（インターフェロンガンマ）を介して、NK細胞が活性化するのではないか」と推測しています。

8 乳酸菌がアトピー発症を抑える

フィンランドは、ヨーロッパの中でも、乳製品の歴史が古く、消費量も世界一。プロバイオティクス（P33参照）研究の、最先端を走る国でもあり、機能性食品の開発に力を入れています。数々の研究の中で、小児科の医師たちによって発表されたある乳酸菌の働きが、世界の医学界で話題を集めています。

ツルク大学の小児科医・イソラウリー教授らは、アトピー性皮膚炎に苦しむ子どもたちをなんとか救いたいと、長年、検証を重ねていました。

家族にアレルギー症状のある妊婦159人の協力を得て、出産前から3年がかりで検証し、イギリスの医学雑誌「ランセット」に発表しました。これは免疫と腸内細菌の関連、乳酸菌がアレルギー症状を予防する効果を、世界で初めてはっきりと示すものでした。

実験では出産前、出産後、そして赤ちゃんにも生後半年間、乳酸菌LGG（ヒト腸内から分離された乳酸菌）を飲んでもらいました。残り半分はプラセボ（偽薬）を服用してもらいました。

母親の母乳にはアレルギー症状を軽減する抗炎症物質が増加し、赤ちゃんたちが2歳になった時、乳酸菌を投与したグループは、**アトピー発症率が半分以下**に抑えられていました。また、すでにアトピーを発症した幼児に、通常の治療に加えて乳酸菌を摂らせると、症状の改善スピードが早まることもわかりました。

日本では、タカナシ乳業が「おなかへGG！」（トクホ＝特定保健用食品）シリーズを商品化しています。

ある種の乳酸菌は、免疫細胞を直接活性化し、アレルギーを制御する抗体を増やすことが、数々の研究でわかってきています。

9 ヨーグルトでコレステロール10%減

1979年、アメリカ政府は「アメリカ国民の心臓病、動脈硬化などの急増はもはや、危機的状況である」（マクガバン・レポート）と報告し、国民の食生活改善に積極的に取り組み始めました。

一筋の光は「**ヨーグルトを毎日摂ると、病的に高い血中コレステロール値が1週間で10%下がる**」という、乳酸菌のコレステロール低下作用の発見でした。

食べ物から摂ったコレステロールは、腸で吸収されて、血管内へ送られます。しかし乳酸菌は、それより早くコレステロールを吸着して、腸で吸収される前に体外へ排出。その結果、血液中に余分なコレステロールが流れ出るのを防ぐ働きがあることがわかったのです。

日本では雪印メグミルクのヨーグルト「ナチュレ恵」（トクホ）が、生きて腸に届く乳酸菌ガセリ菌を強化配合して、1日200g、1カ月の摂取でコレステロール値が減少することを実証しています。

10 ヤクルトを飲んだら難病が治った！

前述した「L・カゼイ・シロタ株」（通称ヤクルト菌）の免疫作用は、海外でもさまざまな形で報告されています。シロタ株の使われたヤクルトがいま、世界中で1日2400万本市販され、国境を越えて手に入りやすくなっているせいもあります。

原因不明の難病に苦しむ息子に母親がヤクルトを与えたら、2日で完治。

そんなニュースが載ったのは、イギリスの新聞「デイリー・メール」。

アンナ・アンダーソンさんの息子、ライリー君は、生後12時間で「お腹が風船のようにふくれる」原因不明の病気にかかり、新生児集中治療室で治療を受けたあと、小児専門病院へ。しかし、原因は突きとめられませんでした。

その後自宅療養に入ったものの、ライリー君のふくれあがったお腹の状態は全く変わらず。母・アンナさんはさまざまな医師に相談したり、ミルクを変えるなど、八方手を尽くしましたが、数カ月間たっても好転のきざしはありませんでした。

そこでアンナさんは、あらゆる文献にあたって独自に研究を開始。「医師から処方された**抗生物質が腸の中の善玉菌を殺しているのではないか。シロタ株で善玉菌を補えるのではないか**」と、同国で市販されているヤクルトを飲ませてみたところ、ライリー君のお腹が、わずか2日で平常に戻りました。

後日、ライリー君が耳の病気にかかり、医師から抗生物質を投与されると再びお腹がふくらみ始めたので、再度ヤクルトを与えたら治った、という後日談付きで報道され、大きな反響を呼びました。

同じイギリスの、ラフバラ大学のグリーソン教授は、免疫力が落ちて感染リスクが高まりやすい、持久系のスポーツ選手84人を対象に、ヤクルトの飲用試験を実施しました。その結果、ハードな運動を継続的に行うスポーツ選手は、**ヤクルトを続けて飲むことで、上気道感染症（いわゆる風邪）の発症率が減る、**という効果を確認。

「シロタ株は粘膜免疫を良好な状態に保ち、風邪の予防に役立つ」という報告は、権威ある国際的科学雑誌「International Journal of Sport Nutrition & Exercise Metabolism」の電子版に「速報」として掲載されました。

最近の研究で、「シロタ株だけがもつ細胞壁構造が、ＮＫ活性を高める物質の産出に働く」「『ヤクルト４００』を飲むことで、潰瘍性大腸炎の症状が改善される」などの新しい可能性も報告されています。

11 密林でも下痢しない、納豆の「腸活」パワー

ＮＫ細胞の活性を上げたり、腸内細菌のバランスを整えたりするのは、ヨーグルトやヤクルトだけではありません。納豆やキノコ類にもその効果が期待できます。

ある細菌学者は、アフリカの密林などにフィールドワークに出かける時には納豆をどっさり持参し、毎日欠かさず１パックずつ食べるそうです。ほかのスタッフが現地の生水や食べ物にあたって下痢に苦しむ中、いままでお腹をこわしたことがないそうですから、大変な威力です。

日本古来の大豆発酵食品、納豆は、世界に誇れる「腸活」食品。

食べ物を微生物の力によって発酵させて食べることは、腸内細菌だけでは追いつか

ない消化力を高め、ビタミンなどの抗酸化物質を増やし、たんぱく質をペプチドまで細かく分解することによって、**過剰なアレルギー反応を抑える**ことにもつながります。

納豆菌は「枯草菌《こそうきん》」の一種で、土の中や空気中などいたるところに存在し、枯れ草の表面から分離されることも多い菌です。熱にも酸にも強く、おそるべき増殖力をもちます。たとえば枯れたワラを水に浸けて煮沸すると、ほとんどの微生物は熱で死滅しますが、枯草菌は、「芽胞（種の一種）」になって生き残ります。その後、条件が整うと発芽して、そこで納豆菌が優勢になって繁殖します。

体内ではダイナミックに姿を変え、自らは「窒息死」して腸を守ってくれます。たとえば納豆菌K-2株は、お腹に入ると芽胞になり、胃液で消化されないで、生きて腸まで届きます。

そこでいったん「発芽」しますが、腸内には酸素がないため、納豆菌としては死ぬことになります。しかし、流れ出た菌体物質がビフィズス菌などのエサになり、結果として、**腸内の善玉菌を増やすのに大きく貢献する**んです。

12 酒蔵をつぶし、水を浄化する、納豆菌の超能力

酒造りの世界では、納豆は目の敵です。清酒は、米麹に清酒酵母を繁殖させて、アルコール発酵させて作ります。麹に納豆菌がつくと、みるみる繁殖して米麹を覆い尽くし、麹はベトベトになって全滅します。

納豆菌はそのままどんどん繁殖し続けて、酒蔵そのものをつぶさざるをえなくなることもあるそうです。そのため、酒蔵で仕事をする人は、仕込みをする冬の間、納豆を食べるのは厳禁です。

納豆菌には有機物やアンモニアを分解する働きもあり、最近は水質浄化にも活用されています。とてつもない超能力を秘めた細菌です。

最近は納豆菌と生きた乳酸菌を共存させた製品も生まれ、便通の改善効果などが科学的に実証されて、整腸分野でトクホを取得しているものも増えています。

納豆菌は人間だけでなく、ペットのエサにも活用されていますね。

「納豆菌がカメの腸内で善玉菌を活性させ、腸内細菌のバランスを整えてくれる、プロバイオティクス効果！　整腸作用により、消化吸収を助け、排泄物の分解力も向上し、継続的に与えますと飼育水の嫌なにおいを軽減します。カルシウム豊富なオキアミミール、健康に育つ各種ビタミンを配合している栄養満点のごはんですので、これだけで健康飼育できます」（商品ＰＲ文より）。カメはますます長生きしそうです。

⑬ バナナで快腸！

「オリゴ糖が腸にいい」という話も、最近よく耳にしますね。

これはブドウ糖や果糖が結合した糖で、食品に含まれる天然オリゴ糖と、機能性をもたせた合成オリゴ糖があります。カロリーは砂糖の半分以下で、体内の消化酵素で消化されずに排出されるため、血糖値を上げる心配がない。虫歯の原因にならない、食品だから副作用の心配がない、など長所がいろいろあり、ダイエット向けの糖としても人気を呼んでいます。

オリゴ糖の働きは納豆菌と同じ。腸内にすむビフィズス菌、乳酸菌など、善玉菌のエサになります。悪玉菌のエサにはならないので、善玉菌を優勢にする助けをします。「オリゴ糖を一度にたくさん食べるとお腹がゆるくなる」と言われるのは、腸の中の善玉菌が一時的に爆発的に増え、便を巻きこんで外へ出るため。腸にとっては、乳酸菌飲料やヨーグルトをたっぷり摂ったのと同じ、「心地よい」刺激になります。

主なオリゴ糖は、次の通りです。それぞれに腸内環境を整える効果が科学的に実証され、そのほかの健康効果も含め、トクホ（特定保健用食品）の有効成分として多数認められています。

乳果オリゴ糖（ラクトスクロース）

天然のサトウキビに含まれるショ糖と、牛乳に含まれる乳糖から生まれました。砂糖に近い自然な甘みが特徴で、ビフィズス菌を増やす力が強いオリゴ糖です。

大豆オリゴ糖

天然の大豆から分離、精製して作られています。砂糖に近い甘味があり、腸内のビフィズス菌を増やし、免疫力を向上させる効能があります。

フラクトオリゴ糖

玉ネギやゴボウなどの野菜に含まれ、くせがなく、まろやかな甘さが特徴です。ミネラルの吸収をうながし、骨密度の低下を抑制する働きがあります。

イソマルトオリゴ糖

グルコースという単糖で構成され、熱や酸に強いのが特徴です。自然界では味噌やハチミツなどに含まれています。整腸作用はゆるやかです。

キシロオリゴ糖

タケノコなどにごく少量含まれているオリゴ糖で、特に虫歯の原因になりにくいオリゴ糖です。さわやかな甘味があります。

ガラクトオリゴ糖

母乳に多く含まれているオリゴ糖。甘味はあまりありません。たんぱく質の消化吸収を助けます。

オリゴ糖の多い食品は、大豆、玉ネギ、バナナ、ゴボウ、ニンニクなど。納豆は、納豆菌とオリゴ糖をダブルで摂れる快腸食品、ということになります。

14 肌荒れを防ぐシイタケは万能薬

β-グルカンは、主にシイタケやマイタケなどのキノコ類や、パン酵母の細胞壁に含まれる成分です。世界の研究機関で「健康維持に役立つ機能性成分」として、多くの研究が行われています。

肌には、菌やウイルスなどが体内に侵入してこないよう、外敵をブロックするための免疫機能が備わっています。ストレスや疲労などを強く感じたり、睡眠不足が続いたりすると、その免疫力が低下し、外敵が毛穴から侵入しやすくなります。

そしてにきびや吹き出物ができてしまいます。

肌をはじめ、体の免疫力を高める成分として注目を集めているのが「β-グルカン」、別名グリコプロテイン。たんぱく質と多糖体がバランスよく結合してできる糖たんぱく質です。肌トラブルを防ぐだけでなく、**血糖値を下げたり、利尿効果を高めたり、血圧をコントロールしたり、血中コレステロールと中性脂肪値を低下させる働き**などもあります。

シイタケにはほかにもコレステロール値を下げる働きをもつ「エリタデニン」という特有の成分が含まれています。もうひとつ、体内でビタミンDに変わるエルゴステリンという成分が含まれ、日光に当たると増えます。

第4章

「大笑い」で腸の免疫を上げる

1 まじめな人ほど早死にする

「まじめな人ほど早死にする」と、私はまじめに警鐘を鳴らし続けています。まじめ過ぎると自分でなんでも抱えこみ、手が抜けません。小さなことにクヨクヨして、気持ちの切り替えができないので、ストレスがたまり、病気になります。まじめすぎると、免疫力が落ちるんです。

その代表例が**「フィンランド症候群」**です。

1970年代、フィンランド政府は比較的裕福で生活環境の似た、40〜45歳の男性1200人をふたつのグループに分けました。

一方は健康管理をしっかり行い、もう一方はなにもしないようにして、どちらの病気が少なくなるかを15年間追跡しました。

健康管理グループは定期的に健康診断を受け、血圧の高い人は降圧剤、コレステロールの高い人はその降下剤などで治療し、塩分や砂糖、アルコールの摂取をひかえ、運動もきちんと行いました。一方、なにもしないグループは好きなものを食べ、飲酒や喫煙も自由でした。

15年後、意外な結果が出ました。

なんと**健康管理をしっかりと行ったまじめグループのほうが、自殺も含めて死亡率が高く、自殺や心臓病なども多かった**んです。

健康管理にあまりにも神経質になると、ストレスが多くなって逆効果。いいかげんにやっているほうが、免疫力が落ちなかったのだと考えられます。

いつも「がんばって」「こだわって」「気に病んで」いる人は、免疫力が低下しているおそれがあります。なにごとも思いつめず、こだわりすぎず、ほどほどに楽しんで、気楽に過ごすのがいいんです。

2 トイレはどこ!? 「各駅停車症候群」のゆううつ

「外出先でまたお腹が下るかも」と心配で、電車も各駅停車にしか乗れない。どんなところにいても、まっ先に確認するのはトイレのありか。いつでも駆けこめるところにトイレがないと、不安でしかたがない。

お通じが3日ないのは当たり前。

だれにも言えない、「おなら連発」の悩みが…。

身に覚えがあるあなたは、通称「各駅停車症候群（過敏性腸症候群）」かもしれません。

□何週間も下痢や便秘が続いている。

□下痢と便秘が交互にくり返される。
□急にお腹が痛くなり、トイレに駆けこむことがよくある。
□排便すると腹痛がやわらぐ。
□排便後、残便感がある。
□腹痛やお腹が張る感じによく悩まされる。
□便秘がちで、ウサギのフンのようなコロコロした便が出る。
□ところかまわずおならが出てしまう。

当てはまる項目が3つ以上あったら、かなり可能性が高いと思います。下痢や便秘がおこる病気はほかにもたくさんあるので、まずは消化器内科を受診してください。

各駅停車症候群は日本人の2割が悩まされているとも言われ、花粉症と並ぶ国民病になりつつあります。消化器内科の臨床医をしている友人は、「『各駅』の患者さんがついに、外来の半分を占めるようになった」と言っていました。

レントゲンや内視鏡で検査しても、腫瘍や潰瘍などのはっきりした異常は見つからないのに、大腸がしょっちゅうストライキをおこす、やっかいな不調です。

多くの人がお悩みなので、少し詳しく症状を説明しますね。

タイプは大きく分けて「下痢型」「便秘型」「混合型」の3つがあります。

①下痢型

お腹がゆるくて下痢しやすい状態が長く続きます。便に粘液が混ざることはあっても血便はなく、下痢によって体重が減ることもまれです。胃に食物が入ると大腸に急な「ぜん動（便を先に送る動き）」がおきやすいため、なにかを食べるたびにお腹がゴロゴロいい出す人もいます。

②便秘型

腹痛があり、便意はあるのに出にくく、一般的に、ウサギのフンのようなコロコロした便が出ます。排便後も残便感が残って、すっきりしません。これは、腸の運動が鈍っているところに、肛門に近いS状結腸（場所はおへそから左下に下がった付近、便秘の時かたく感じるところ）のけいれんという追い打ちがかかって、便がせき止められるせいだと考えられます。

③混合型

下痢が数日続いたと思うと今度は便秘になり、出てもコロコロした便や、ひょろりと細い便、といった症状がくり返されます。

ほかに、緊張するとおならが立て続けに出たり、いまにも出そうになって冷や汗が出るほどつらい人や、いつもお腹が張って「うっとうしい感じ」がする人もいます。

3 不安が招く「腸けいれん」の悪循環

各駅停車症候群がおこりやすいのは、日本人にとても多い、まじめできちんとした性格の人。人前ではおおらかにふるまっているけれど、実は細かいことが気になる人。

レッドゾーンは「月曜日の朝」「気が重い仕事や試験の前」「初めての場所」など、不安や「いやだなあ」という思いが増す時です。寝ている時や、休みをひかえた週末、あるいは趣味や楽しいことに熱中している時は、症状がほとんどでません。

大腸には脳と同じ神経が数多くちらばり、「脳腸相関《のうちょうそうかん》」と呼ばれるネットワークで結ばれています。

大腸と脳はいつも情報をやりとりしていて、脳が不安、あせり、プレッシャーなどのストレスを感じると、自律神経を通じてすぐ腸に伝わって、便秘や腹痛や下痢を引きおこします。

逆に、下痢や便秘などの腸の不調は、自律神経を介して脳のストレスになります。つまり、ストレスの悪循環がおきやすい。ということは、各駅停車症候群は、ストレスによる「大腸の運動異常」だと考えられるのです。

口から入った食べ物は胃、小腸、大腸を通過しながら消化・吸収され、便の形になっていきます。それが直腸まで下りてくるとトイレに行きたくなり、肛門から排泄されます。食べた物がそういう「旅」をして体の外に出ていけるのは、腸が運動しているからです。

朝ごはんを食べると、健康な大腸は運動を始めます。夜の間にスタンバイしていた便が直腸まで運ばれて、便意を感じます。そして排便を終えると、「今日はすんだから、また明日に」と無意識のうちにコントロールされ、1日1回のリズムができます。

この腸の運動は、「胸がドキドキする」時と同じ、自分ではどうしようもない自律神経にコントロールされるので、自律神経のバランスが乱れると、結果的にお通じも乱れることになります。

4 便秘が続くと、うつになる

ストレスはこの自律神経をかき乱します。

気持ちの緊張が自律神経に伝わると、腸の運動をうながす「副交感神経」のテンションが異常に高まって大腸にけいれんがおき、下痢がおこります。もっと肛門に近い直腸でけいれんがおきると、逆に便秘になります。

また、通勤電車の中でお腹が痛くなり、次の駅で途中下車してトイレに駆けこむなどの経験を一度すると、「またやるかも」という不安が新たな腸のけいれんを引きおこしてしまう。けいれんの悪循環になりやすいんです。

そんなこんなでお腹の調子をいつも気にしていると、わずかな痛みにも敏感になり、強く感じるようになります。そのため医学的な名称は「過敏性腸症候群」になっています。

各駅停車症候群は、ドミノ倒しのように心身にダメージを及ぼします。まず、**下痢や便秘で体力が落ち、腸内の細菌バランスがこわされて、ほかの病気にもかかりやすくなります。**強いストレスから**うつ状態になったり、深刻な不安感が引きおこされる**のも問題。すると記憶にかかわる海馬が萎縮し、神経ネットワークのつながりも悪くなります。

そうなると**記憶や学習にも影響が及び、忘れっぽくなったり、新しいことが覚えられなくなります。**仕事や勉強、日常生活にも支障が出てきます。

腸が過敏になると、頭の働きまで衰えるんです。

薬によって、つらい症状を一時的にやわらげることはできますが、根本的に治せるわけではありません。また、便秘薬にいつも頼っていると、体に耐性がついて効きにくくなるので、強力な下剤を求めたり、基準量を超えて服用するようになります。そのうち「薬の刺激がないと腸が働かない」という事態にも陥りかねません。

5 腸のストレスをなくす7つの作戦

やはりなんとしても、腸のストレスをはねのける必要があります。

7つの改善策をご紹介しましょう。

①だれかに打ち明けて、ストレスを軽くする

ストレスの原因になっている悩みや心配ごとを、少しでも軽くすることが先決です。

ひとりで堂々めぐりするより、だれかに打ち明けるとそれだけで気持ちが軽くなり、

思わぬヒントも得られます。ストレートに言いにくければ「知り合いにこういう悩みがあって」と、自分の悩みを人のことにおきかえて相談するといいでしょう。

とりわけ女性は「おしゃべり」そのものが、とてもよいストレス解消になると報告されています。場合により、カウンセラーの助けを借りるのもひとつの方法です。

②人は走りながら悩むことはできない

いつ暴れ出すのかと、ついお腹のことばかり考えてしまう。無理もありませんが、ますます神経がピリピリして悪循環になるので、気をそらすことを考えましょう。

「人は走りながら悩むことはできない」と言われます。体を動かすと、自然に気がまぎれます。大げさな運動じゃなくていいんです。一駅分歩いたり、なるべく階段を上り下りするようにしたり、家ではストレッチしたり、モップでなく雑巾がけをしたり、全身をまめに動かします。

頭皮をマッサージしたり、手のグーパーや、足指じゃんけんなど、体の先のほうを動かすと全身の血流がよくなって、自律神経が整います。

足裏の中央の、指を曲げるとへこむところには、有名なツボ「湧泉《ゆうせん》」があります。名前の通り「生命力が湧いてくる」とされる万能ツボ。自分で押す時は股関節を開くので、腸ストレッチにもなります。悩んだら、手足を動かしてみてください。

③ホットヨーグルトなどで、温熱腸活

冷え性で平熱が36℃未満という人は、内臓の温度も低くなり、免疫細胞の働きが鈍ります。つまり免疫力が低くなります。なるべく温かい物を食べたり飲んだりして、お腹を冷やさないようにします。

ヨーグルトも電子レンジで体温ぐらいに温めて摂ると、生菌も活性化して一石二鳥。おへその下にホットシャワーを当てたり、冬は携帯カイロを貼るのも手です。お腹が冷えやすい人は、夜「腹巻き」をしたり、湯たんぽを抱いて寝てみてください。

④腸を動かす腹筋ストレッチ

１００歳の長寿を全うされた東大名誉教授が、白寿（九十九歳）を祝う記念冊子に、１日に１００回、腸を「の」の字に動かす（少しでも動けばＯＫ）健康法を紹介されていました。外からもむのでなく、自力で動かすそうです。これはどこでもできて、腹筋もきたえられるよい腸マッサージですね。大きく動かしたり、小さく動かしたり、グルグル回すようにしたり、最初は数回ずつから始めてみましょう。下痢も便秘も、腹筋が強くなるだけでかなり改善しますよ。

⑤１日１回は「爆笑」する

大笑いは、何度でも申し上げたい腸免疫アップ法。身体が活性化され、免疫力がアップして、痛みやつらさが軽くなります。医学的に言うとこうなります。

1．笑うと脳に「快」の刺激が伝わり、大腸の神経細胞へ伝わる。
2．免疫機能活性ホルモンが分泌され、免疫系の主役、白血球が活気づく。

3．モルヒネの数倍の鎮痛・快感作用のある、β－エンドルフィンも大量分泌。大笑いは免疫薬、鎮痛剤なんです。思いきり笑うほど、脳の活性効果も腸のストレッチ効果も高まるので、最低1日1回は「爆笑」しましょう。

お笑い番組、コメディー映画、落語、マンガなど、好きなジャンルの爆笑アイテムを取りそろえておき、頭をからっぽにして、できるだけ大げさに笑うこと。カラ笑いでも、本当に笑ったのと同じ効果があります。

⑥早起きして、日光を浴びる

決まった時間に「早起き」することをおすすめします。何日か続けて早起きすると、夜も自然に早く寝られるようになって、睡眠時間が安定します。

うつ病やパニック障害などの心の病にかかると、睡眠が安定しなくなり、昼夜が逆転しやすくなります。

生物も、植物も、基本的に何億年も「朝日とともに起き、日没とともに眠る」生活を続けてきました。体内時計は、暗くなると眠くなり、明るくなれば「起きなさい！」と指令を出します。免疫系の中心、ＮＫ細胞の働きも、朝起きてから徐々に高くなり、夜11時を過ぎるとぐんと低くなるので、夜更かししていると病気にとりつかれやすい。

自律神経も、昼間は活動に適した交感神経が優位に、夜間はリラックス系の副交感神経が優位になります。「早寝早起き」は、あらゆる意味で生体のリズムに合っていて、睡眠の質もよくなり、熟睡できることがわかっています。

⑦ほどほど主義に転換する

「まじめ」や「完璧主義」はほどほどにして、沖縄の人の「なんくるないさ（なんとかなるさ）」の精神を見習いましょう。ゆったりかまえ、やれることをやったら、運を天に任せて、小さいことにクヨクヨしない。自分のことも追いつめず、リラックスをたいせつにします。

6 腸で95%作られる「セロトニン」と心

朝起きたら、必ず日光をあびてください。すると不安感も興奮も抑えて心に安らぎをもたらすホルモンである「セロトニン」が分泌されます。

「笑い」「散歩やストレッチ」「深呼吸」でも、セロトニンが増えます。

このホルモンが不足すると、感情にブレーキがかかりにくくなり、うつ病や、パニック障害、引きこもりなどの症状がおこりやすいと言われます。

そう言えば心を病んだ人は、笑わないし、出歩かないし、呼吸は浅く、昼夜逆転の人がとても多い。セロトニンの出る幕がないんですね。だから、うつ病の治療には、セロトニンがシナプス（神経細胞間のつなぎ目）にとどまるような薬が用いられています。

セロトニンは、脳内で1％、腸で95％、残りは腎臓や血小板などで産生されています。ただし、腸のセロトニンは脳内に移動することはできません。腸のセロトニンは腸の中で独自に活動しています。

セロトニンの材料は、必須アミノ酸のトリプトファン。これは赤身肉、大豆製品、ごま、かつお、チーズ、牛乳、バナナなどに多く含まれます。

7 落ちこんだら、焼き肉を食べろ

肉、とりわけ牛肉は「大腸がんの原因になる」「腸内環境を悪くする」「コレステロールを上げる」と、しょっちゅうたたかれていますね。

でも、要はバランスです。**80歳をすぎても元気いっぱいの社長さん、会長さんなど**

と会食をすると、だいたい肉好きの食いしん坊で、なんでもよく召し上ります。

あの徳川家康公だって、庶民に肉食を禁じておいて、自分は「薬食い」と称して近江牛の味噌漬けをしょっちゅう食べて、16人も子を成し、75歳まで生きています。当時の日本人の平均寿命は37歳、徳川14代の将軍の平均寿命も49歳。徳川公の75歳は、驚異的な長寿です。

牛肉は肉類の中で最も栄養価が高く、脂肪酸から作られる物質、アナンダマイドには至福感、爽快感をもたらしたり、痛みをやわらげる効果があります。ビタミンB2や鉄分も多く含まれ体を温める作用が強いので、世界各地で、病気の回復期には牛肉スープや牛肉がゆが滋養食にされてきました。

明治時代に流行した牛鍋屋でも、体力をつける薬膳料理として利用されていたようです。

焼き肉やステーキを食べると気分がハイになり、頭が冴えておしゃべりになり、性欲が増してムラムラするのはなぜでしょう。

牛肉にはアナンダマイドに加え、脳や身体を活性化する物質「アラキドン酸」という物質が、たっぷり含まれているからです。私たちの脳細胞は、脂肪の膜で取り囲まれているのですが、なんとその成分の14％がアラキドン酸なんです。

男性20人にアラキドン酸を1カ月以上摂取してもらい、脳の情報処理の速さを計ったら、摂取前より**脳の年齢がおよそ7・6歳若返った**、という実験結果も報告されています。

野菜もバランスよく摂るなら、牛肉は脳も体も若返らせる妙薬。牛ひき肉にとりわけ豊富なので、悪名高いハンバーガーも、アンチエイジング食品という意味では赤マルです。

8 腸は悲しみに弱い

深い悲しみを感じている時、胃腸の働きは一気に弱まることが多いようです。

最愛の妻に先立たれた夫や、子どもに先立たれた母親は、何日も食事がのどを通らなくなったりしますね。


ストレスが加わると、ＮＫ細胞の活性がガクンと低下することが確かめられています。たとえば、ラットの動物実験で、「子育て」をしている母親から子どもを取りあげると、母親のＮＫ細胞の働きは見事に下がります。

また、**病気のラットがそばにいると、それを見たラットのＮＫ細胞の働きが下がる**と報告されています。

前述した「はらわた（腸）がちぎれる」という言葉も、子猿を取られた親猿の慟哭《どうこく》からきていました。悲しみに沈んだあとは、いったん封印して、なんとしても気持ちを切り替えてください。あなた自身の命を守るために。

9 あなたのストレス度を診断

免疫力は精神的ストレスにとても弱いので、たとえば受験生はテスト前になると風邪をひきやすくなります。ストレス度を診断しましょう。次のうちいくつ当てはまりますか?

□健康のため、好きな酒もタバコもやめた。
□細かいことにも手を抜かず、気配りをおこたらない。
□つらいことがあっても泣かないようにしている。
□サプリメントで体調管理はバッチリ。

□肉や魚はなるべくひかえている。
□心配ごとがあると、下痢や便秘になりやすい。
□悩みごとは自分で解決しようと努力する。

チェックが多い人ほど、ストレスがたまりやすい性格です。ひとりでいろいろと抱えこまず、落ちこまず、自分を少し甘やかして、うまく息抜きしてください。

10 腸を元気にする心のもち方

腸を元気にする心のもち方。

それは、頭でっかちになりすぎないで、**「快＝気持ちいい」「不快＝気持ちよくない」という原始的な感覚に、もっと敏感になる**ことだと思います。

イヌやネコを飼っている人は、身近によいお手本がいます。

彼らはだれに教わることもなく本能的に、「自分がどうすれば快適に生きられるか」を心得て、実行しています。

食べ物のにおいをよくかぎ、不快な物は食べません。気のおもむくままに体を動かし、イヌは喜怒哀楽を素直に表に出します。ネコは徹底してマイペース。イヌもネコも、しばらくじっとしたあとは思いきり「伸び」「あくび」をして、筋肉や骨の緊張をほぐしています。

現代人は「感じる」ことを二の次にして、理屈でものを考え、行動しがちです。とりわけ世界でも指折りのまじめ国民、日本人はいつも「～ねばならない」が頭にいっぱいです。

また、けっこう他力本願で、健康管理さえも「専門家に聞かないと、自分の状態がどうなのかわからない」ということになってしまいがち。人に合わせて、やりたくもないことをやることも多いですね。

たとえばカラオケが好きな人が歌って盛り上がるとＮＫ活性が上がりますが、好きでもないのに歌うと下がってしまう…腸の働きが落ちてしまうことがわかっています。

今日から、もっとマイペースに、気のおもむくままに生きてみましょう。

第5章

元気に、長生きする人の10の習慣

1 花粉症になったら、10円ハゲが治った！

突然ぽっかりと穴が開いたように「10円ハゲ」ができる、円形脱毛症。これには免疫の「異常」が深くかかわっています。

円形脱毛症は、生まれたばかりの赤ちゃんからスポーツ選手、お笑い芸人、女優まで、男女や職業を問わずいつだれに出るかわからない、謎の多い病気です。10〜40歳がピークで、4割以上がアトピーの素因をもち、「アトピー性円形脱毛症」という病名もあるほど。数カ所に脱毛がおきたり、頭全体に及ぶこともあります。

花粉症がひどくなると円形脱毛症が治る例も見られ、主因は体内のアレルギーが合併することなどによる「自己免疫異常」（免疫が暴走して、自分を激しく攻撃してしまう症状）、ではないかと考えられています。

ある女優さんが「結婚への準備を進めるうち、ケンカが多くなって、こんな状態で大丈夫だろうかとネガティブなことばかり考えていたら、円形脱毛症になった」と告白したように、精神的ストレスは大きな引き金になります。

アレルギーをもっていない人の場合は、ストレスなどによって自己免疫異常が一時的に発生して、毛細細胞などに攻撃の矛先が向けられる。アレルギーをもつ場合もストレスが引き金になって発症し、アレルギーによって重症化する。そういう考え方もできます。

ストレスが原因の場合は、そのストレスやプレッシャーがなくなれば9割は、半年以内に完治します。

2 なぜ、お坊さんは長寿なのか

法然は80歳、親鸞は90歳、天海は100歳を超える長寿でした。

しかも、皆、ボケませんでした。

そのほかにも100歳まで生きた僧侶は数知れず。どうしてお坊さんという職業は、ボケずに長生きをしやすいのでしょうか。

現代のお坊さんも、2010年に107歳で大往生した永平寺貫主・宮崎奕保氏や、同じく107歳で1983年に逝った京都・清水寺貫主・大西良慶氏を筆頭に、100歳を軽く飛び超える長寿者がひきもきりません。

超長寿のお坊さんのライフスタイルを免疫力の観点から見ると、なるほど、と合点のいくことがたくさんあります。

①「定年がない」という幸せ

サラリーマンの定年はだいたい60歳ですが、仕事一筋に生きてきた人ほど、退職したとたん「本当に楽しいと思える趣味がない。仕事を抜きにつき合える友人もいない」と、どっと老けこんでしまう傾向があります。特に「一部上場企業のまじめ部長」で定年を迎えた人は、現役時代にストレスが多すぎるのか、7年ぐらいで亡くなる例が多いと、生命保険会社の人にうかがったことがあります。

同じくバリバリ仕事をして定年になっても、女性のほうは合い間にちゃんと趣味も仲間も見つけて、元気に長生きするのに男性は…。

対してお坊さんの60歳は、まだ「ひよっこ」扱い。「僧侶としての本当の勝負は80歳から」という世界です。まさに死ぬまでお勤めができるわけです。

知り合いの60歳の住職が「坊主の世界は、70歳でもまだ鼻たれ小僧。上に長老がいっぱいひしめいておられて、みなさんお達者で」と苦笑いしていました。「なすべきことがある」ということが、最高の長寿法なんですね。

②読経と作務は、理想のNK活性運動

私はよく、健康の秘訣として、表現はよくないのですが**「運動はちんたら、ちんたら」**と申し上げます。お坊さんの生活には、ほどよいNK活性運動がちりばめられています。

まず毎日、無心にお経を唱えます。声をはり上げたり、仏を心に念じて静かに唱えたりますが、共通するのはすばやく息を吸い、声とともに長く息を吐くこと。

白隠禅師は、へその下の「気海丹田《きかいたんでん》」に気を集中させる呼吸法で、自らと多くの弟子の病を治したと言われます。

現代科学に照らすと、**お経を唱えることで、自然と腹式呼吸になって自律神経が整うとともに、背筋が伸び、体温が上がって血流がよくなります。**腹から大声を出すこ

とは「大笑い」と同じ、大変有効なストレス解消法。また、無心になることで、ストレスから離れられます。

そして伝統的なお寺では、読経や座禅などの合間に、典座（炊事）、掃除、洗濯、まき割り、風呂焚きなどの「作務《さむ》」を行います。これぞ理想の「ちんたら、ちんたら」全身運動です。女性が長生きなのも、生涯を通じて、家事でほどよく体を動かすことが大きいでしょう。

③よく人と会う

年をとって腰や膝が弱ってくると、ついつい出不精になってしまいがち。家にいて一日ほとんどだれとも話さないと、表情まで「死んで」、免疫力がどんどん衰えます。「廃用症候群」という言葉があり、人間の体は使わないとみるみる衰えていきます。

その点、お坊さんは毎日あちこちに呼ばれて、いろいろな人と接します。そうやってみなさんから「生きる力」をいただいているというわけです。

④よく歩く

「寿命は歩く距離に比例する」という言葉がありますが、前述したように、毎日ジョギングを、などと意気込むと体に毒になってしまいます。気ままに散歩、くらいの気持ちで、ちんたら歩くのがいちばんです。

お坊さんの場合は、庫裡から本堂まで歩くだけでもかなりの距離になります。大法要の時などは準備のために、何度も往復します。「仏様に歩かせていただいている」のですね。

最近は運動不足で生活習慣病になるお坊さんも、とても多いようですが。

⑤意外にマイペース

お坊さんの食生活と言えば、基本は腹七~八分目の精進料理。しかし、お釈迦様も布施された肉はいただいていたように、肉食が禁じられているわけではありません。

また、戒律で酒を飲めないことになっていても、日本の寒い山の上のお寺では「般若湯」と呼んで、熱燗で体を温めます。

そう、お坊さんの生活には意外に「抜け道」が多い。

私は仕事柄、いろいろな分野の人とお目にかかりますが、とりわけ「高僧」と呼ばれる偉いお坊さんほど自分に正直で、悟りを開いて、好き勝手に生きている日本人はいない気がします。会食でも、なんでもよく召し上がるし、よくしゃべる。107歳の長寿を全うした大西良慶氏は、長寿の秘訣を聞かれると決まって**「よく食べて、よく働いて、よく眠ること。この3つが回転してこそ、信仰生活もよく保たれる」**と答えたそうです。普段は精進料理が基本でしたが、やはり会合では肉も魚もよく召し上がり、80代の時に、大好きなモチを一度に12個食べたというエピソードも残っています。お酒も大好きだったそうです。

こういう、けたはずれにマイペースな人が、お坊さんにはとても多いです。

⑥規則正しい生活リズムと心の平安

そして、お坊さんの普段の生活は、早寝早起きで、決まった時間に「お勤め」をして、とても規則正しく、信仰と座禅で「心の平安」が保たれています。瞑想の達人だったお釈迦様は、「目の前に雷が落ちても微動だにしなかった」そうです。

キリスト教のイエス・キリストの寿命は34歳。イスラム教のマホメットは62歳。世界三大宗教の中、仏教のお釈迦様だけが、当時としては信じられないほどの、80歳という長寿でした。仏教は「長寿の宗教」なんですね。

3 タバコは本当に「悪」なのか

タバコと言えば、いまや猛毒のような扱い。禁煙運動も盛り上がって喫煙者は半減しましたが、アメリカでも日本でも、なぜか肺がんで亡くなる人は増える一方ですね。

一方でアメリカでは**「タバコを吸う人は、吸わない人に比べて潰瘍性大腸炎にかかる率がほぼ半分」**という統計が出ています。タバコの葉に含まれるニコチンに、炎症を抑える働きがありそうだと、医療の現場ではニコチンガムやニコチンパッチ（皮膚からニコチンを吸収する貼り薬）による臨床試験が世界中で行われています。出血性下痢や腹痛などの症状がやわらぐ例が、数多く報告されています。

最近の研究では「タバコの煙にごく少量含まれる一酸化炭素が、潰瘍などの治療に有効」という仮説が浮かんでいます。腸炎を自然発症したマウスに、ごく微量の一酸化炭素を吸わせると、炎症のもとになる物質の発生が抑えられることが確かめられ、こちらも臨床試験が始まっています。

愛煙家が「一服すると心が落ちつく」と感じる理由も、科学的に解明されつつあります。ニコチンが神経系と免疫系の連絡役をして、セロトニンなどの、精神安定物質を脳内に放出させるようです。セロトニンは免疫力を高めます。現在、ニコチン由来の医薬品の研究は、傷の治療、うつ病や統合失調症、アルツハイマー病、ＡＤＨＤ

（注意欠陥多動性障害）などさまざまな分野で、活発に行われています。

タバコはもともとアメリカインディアンたちの間で、「悪霊を追い払う万能薬」として珍重されていました。アメリカ大陸発見によってヨーロッパに伝わり、1560年に、フランス王アンリ2世の公使、アン・ニコが「これまで不治とされてきた腫れ物や、ただれた古傷を治す薬草」として母国にタバコを紹介します。これが「ニコチン」という名の由来になりました。タバコはヨーロッパで、咳や喘息、頭痛に効く薬として大流行し、家庭の常備薬になりました。特にイギリスでは、結核などの空気感染の予防薬として、なんと学校で子どもたちに吸わせていた時代もあったほどです。

18世紀のヨーロッパでは「腸の病気に苦しむ患者には、肛門からタバコの煙を吹きこむ」療法が行われていました。19世紀以降の近代医学によって、タバコの害がしだいにクローズアップされるようになりました。

私の知人はＪＴ（日本たばこ産業）の研究職をしていて、タバコを吸うのも仕事のうち。しかし彼が知る限り、職場の同僚や先輩後輩に、肺がんになった人はほとんどいないそうです。ＪＴ社員の健康データはきっちりとってあるようなので、世間の肺がん死亡率などと比べてみたら、意外な事実が浮かび上がるかもしれませんね。

若い時はともかく、**50歳ぐらいまでタバコと縁が切れなかった人が無理して禁煙すると、そのメリットより、ストレスのデメリットのほうが上回り始める**のではないかと、私は見ています。人に迷惑がかからない範囲で「きょうも元気だタバコがうまい」と感謝して、楽しく堂々とタバコをくゆらせたほうがＮＫ細胞は元気に働きます。

肉好きは堂々とステーキを食べればいいし、甘いもの好きはおやつを楽しんだほうがいい。公式記録史上の長寿世界一は、１２２歳で亡くなったフランス人女性のジャンヌ・カルマンさん。最晩年まで、好物のチョコレートを週に９００ｇも食べ続けていたそうです。ただ、肥満体の超長寿は少ないので「腹八分目」は守ってください。

4 男は女がいないと早死にする。でも女は…

男と女の「長生きの条件」について、おもしろい話があります。男性は、奥さんでも娘さんでも恋人でもいいのですが、**女性がそばにいるのといないのとでは、長生きする率が全く違ってきます。**

一生独身でひとり暮らしの男性は、結婚した男性に比べて、7、8歳寿命が短い。70歳ぐらいの男性で女っ気のない人や、奥さんに先立たれた人は、数年であの世からお迎えがくることが多い。そんな報告が数多く発表されています。

男性はだらしがないですから、女性がそばにいてうるさく言ってくれないとすぐダラけて、服装も食事もどうでもよくなる。なにもかも投げやりになって、生きる意欲もなくしてしまうんですね。

欧米でも日本でも、高級な老人ホームでは、食事の時、スーツのようなきちんとした服に着替えてダイニングルームに行くのがルールです。服を着る動物は人間だけで、みだしなみは社会的コミュニケーションの基本。身なりにかまわなくなると、人間がこわれていくことをホームの経営者はよく知っているんですね。

そして女性のほうは、生涯独身でも長生きする…いや**ダンナがいないほうが、むしろ長生きする**んです。女性はしっかりしているからひとりでもちゃんと暮らせるし、生きがいや、仕事と関係ない友だちもうまく作れる。むしろ身近に男がいると、イライラするし家事も増えるし、大変なストレスになるんですね。命を削って一緒に暮らしてくれる女性のいる男性は、くれぐれもたいせつにしてください。

そうそう、男性の長寿に最も大切なのは「お茶目なエッチ心」「現役気分」で、これは前述したグルジアの若い女性好きのおじいさんたちから、120歳を迎えて長寿の秘訣をたずねられ、「(女性のタイプは)やっぱり年上の女、かのぅ」と答えた泉重千代さんまで、すべての男性に共通するキーワードのようです。男は枯れたら終わり。生涯ムラムラし続けることです。

余談ついでに、アメリカ・ハーバード大学の先生が、100歳以上まで生きた女性の出産を調べたら、40代で出産をしている人が、きわだって多かったそうです。

以前は女性の長寿は、「女性ホルモンのエストロゲンのおかげ」とされていましたが、これも長期間の分泌、大量分泌は体にさわる、というのが現在の通説です。妊娠中はエストロゲンが抑制されるので、40代で妊娠すると生理が早めにあがったのと同じ状態になり、エストロゲンの「害」から守ってくれるようです。

5 夜11時を過ぎると免疫力が下がる

時間のストレスも、免疫力にダメージを与えます。

たとえば夜更かしの多い不規則な生活や、海外出張などで時差にふりまわされる生活。深夜から朝方まで勤務する「昼夜逆転」の勤務形態。そういう時間のストレスが長く続くと、年齢を問わず、体をこわしてしまいます。

深夜のコンビニエンスストアや居酒屋で働く人には、若くてもがんが多いと聞きました。いわんや中年以降は、無理な徹夜などはしないことです。

がんやウイルスをたたくＮＫ細胞の働きは、朝起きてから徐々に高くなり、夜11時を過ぎると低くなります。

深夜まで起きて仕事をしていると、ＮＫ活性はストンと落ちるわけです。

あまりストイックな生活もよくありませんが、かといって昼夜逆転の生活も、健康を損なってしまいます。

6 なぜ、休日になると風邪をひくのか

忙しくて飛び回っている時は、寝不足でも元気なのに、連休にゆっくりしていると風邪をひいてしまう。花粉症で鼻水をかみっぱなしだったのに、社長に呼ばれたらピタッと止まった。

これはだれでも経験があると思います。

都会の生活に疲れていなかでのんびり暮らし始めたとたん、うつ状態になったり、がんが見つかったり、という話もよく聞きます。

逆に、過労や激しい運動のしすぎで体をこわす人も、たくさんいますね。

体の不調には、自律神経が大きくかかわっています。

自律神経は、「汗が出る」「鳥肌が立つ」「胸がドキドキする」など、意識と関係な

く自律的に働いている神経。緊張した時に優位になる「交感神経」と、リラックス時に優位になる「副交感神経」のふたつがあり、ほぼ12時間交代で、日中は交感神経、夜間は副交感神経が優位になるのが理想です。

自律神経は、感情、体調、気温などによってどんどん変化します。肉体的、精神的に追いこまれると、自律神経の中の交感神経が優位になり、頭が冴えて集中力が高まります。

自律神経は、血行も左右します。じっとしている時に交感神経が働くと、体の中心の血行がよくなります。だから、緊張すると顔がほてったり、背中に汗が吹き出したりするんですね。体の中心の血行がよくなれば臓器が温まるので、脳や腸の働きも免疫力もアップします。

過労は寿命を縮めますが、ほどよい忙しさは集中力を高め、病気を遠ざけます。

逆に副交感神経が働くと、手足の先などの、末端の血行がよくなります。だから、眠い時は手や足が温かくなるんですね。

7 「ジョギングは体にいい」は大ウソ

メタボ対策でジョギングをする人が増えていますが、**体に負荷をかけすぎる激しい運動は、ＮＫ細胞の動きを低下させます。**紫外線も免疫力を落とします。体をきたえていない一般の人はなおさら、くれぐれも気をつけてください。

激しい運動をする時、筋肉は多くの酸素を必要とし、筋肉の血液量も多くなります。人体内の血液の量は一定ですから、どこかの血液量が増えれば、どこかが減ります。まっさきに使われるのが消化管の血液です。消化管には、身体の3割弱の血液が集まっていて「血液の予備タンク」になっているので、いざという時に動員されてしまうのです。

運動中は、交感神経が優勢になり、心拍数も増加します。身体が運動に適応するように、神経が心臓や筋肉をコントロールするわけです。この時、消化管は交感神経によって働きが抑えられます。

まず腸のぜん動運動（便を先に送る動き）が弱くなり、消化したものを肛門に向かって押し運ぶ機能が抑制されます。ブドウ糖などの低分子のものや水分は問題なく吸収できるので、ドリンク類が重宝するわけです。

そして運動が終了すると、動員されていた血液が消化管に戻ってきます。これを「再灌流《さいかんりゅう》」と呼びます。消化管にとっては節約モードでやりくりしていたところへ、いきなり100％の血液がやってくるので、オーバーフローしやすい。

ハーフまたはフルマラソンに出場した24人の便を調べた研究で、うち20人に血便が認められたとの報告や、市民マラソンランナーの66・1％が、腹痛や食欲低下などの消化管症状を訴えたという報告があります。

特に、**早朝に走ることはおすすめできません。**ホルモンのサイクルが乱れがちな60歳以降の人には厳禁と申し上げたい。ジョギング中に突然死した中高年のほとんどは朝に倒れています。冬の朝は、寒さで血管が収縮して血圧が上がるのでますます危険です。体内の機能やホルモンが寝ぼけているうちに走ると、運動が逆効果になることが多いのです。どうしても走るなら、夕方のほうがいい。

健康管理もまじめにがんばりすぎず、**ひと駅分多く歩くぐらいの、ほどよい負荷のほうが免疫力にはプラス**に働きます。

8 「ニコニコ顔」が長生きの秘訣

「笑いは百薬に勝る」ことを、最初に医学界に報告したのは、アメリカ人ジャーナリスト、ノーマン・カズンズ氏。1960年代半ばに突然、重症の自己免疫疾患・膠原病にかかり、首、腕、手、指をほとんど動かせなくなりました。

「回復する可能性は500分の1」と医者から言われ、頭を抱えた時に思い出したのが**「ネガティブな感情が人体に悪影響を及ぼす」**という、ストレス学説。「だったらポジティブな感情はよい影響を及ぼすに違いない」と考えたカズンズ氏は、病室でコメディー番組のVTRを見てゲラゲラ笑うなど、徹底した「笑い療法」を取り入れ、わずか数カ月で全快したんです。

「10分間腹を抱えて笑うと、少なくとも2時間は痛みを感じずに眠れた」などの詳細な闘病ルポは、世界で最も権威ある医学専門誌のひとつ『ニューイングランド・ジャーナル・オブ・メディシン』にも掲載されて、医学界でも大反響を呼びました。

私の研究室ではテレビの公開実験で、故・丹波哲郎さんのNK活性を測ったことがあります。70歳を過ぎていて、ＮＫ活性はかなり低かったんですが、そこで**ゲラゲラ笑わせたらポンと10倍も上がりました。**それほど「気分」の影響を大きく受けます。

いくつになっても気分は現役で、しょっちゅうジョークを言って、気の合う仲間と出歩くのが大好き。そういう人には、病気はよりつきません。

ですから、ネガティブな感情や悲しみは、なんとかしてはねのけてください、年をとるほど陽気に過ごしてください、と私は声を大にしたいのです。

趣味でも、おいしい物を食べることでも、心を割って話せる友でもいい。気持ちを「切り替える」すべを知っている人は、ＮＫ活性を高く保てます。

壁に向かって2時間笑顔を作っても、ＮＫ活性は高まることがわかっています。普段私たちが「楽しい」「うれしい」時、その情報は脳に伝わり、脳の指令で頬がゆるみ口角があがって「ニコニコ顔」になります。その筋肉の動きは再び脳に届き、さらにうれしくなります。

「顔面フィードバック効果」と呼ばれる、うれしさの増幅現象です。

それを逆手にとって、つらい時こそ、ニコニコ顔を作ってください。その筋肉の動きが脳を刺激して、気が晴れてきます。やけくそでもいいから声を立てて笑ってみると、「気持ちを切り替えよう」という意欲がわいてきたりします。

奥村式　長寿の10習慣

長生きの秘訣とはなんでしょう。日本人の2人に1人はがんで亡くなると言われ、高齢になるほど感染症に命を奪われる人も増えるので、がんやウイルスを封じるNK細胞の活性化の維持はとても効果的です。

本書のおさらいも兼ねて、NK活性を上げる長寿の習慣をまとめました。

①よく出歩く

陽気でクヨクヨしない人、ストレスを発散する場や仲間に恵まれている人は、NK

細胞がしっかり働くので病気になりにくい。よく出歩く人は、前向きで人とよく会う、ということですから、年をとっても医者いらずで暮らせるでしょう。

②ゲラゲラよく笑う

大笑いは、確実にNK活性を高められる、ありがたい習慣です。たとえ病床にあっても、腹をゆすって大笑いすることを、歯磨きと同じ日課にしましょう。

③夜更かしはしない

若い人でも、深夜のアルバイトを続けると体をこわします。NK活性がダウンする夜11時から午前2時は熟睡タイムと心得て、早寝早起きを。

④細かいことは気にしない

小さいことにクヨクヨ、カリカリしていたら、年中、苦虫をかみつぶす人生になって早死にします。うまく気持ちを切り替えましょう。

⑤なんでも、ほどよく食べる

東京都の100歳以上のお年寄り調査では、肉も魚も卵も乳製品も野菜も、なんでもよく食べている人が圧倒的多数でした。腹八分目に、バランスよく食べましょう。

⑥夫婦仲をよくするなど異性に関心をもつ

特に男性は、身近に「女っ気」があるかどうかで、寿命が全く違ってきます。いくつになっても異性にムラムラできる人は、果報者です。

⑦ちんたら運動する

ストレッチ、散歩などを、マイペースで続けましょう。階段の昇り降りは、ただ歩くより何倍もの健脚効果があるので活用しましょう。

⑧趣味をもつ

趣味をもつと外出する機会が増え、人との新しいつながりができることも非常にいいですね。「無縁死」とは無縁な人生にしましょう。

⑨ホンネを言える友をもつ

なんでも打ち明けられる友がいれば、苦労を乗り切れます。「友情は喜びを2倍にし、悲しみを半分にする」（シラー）という言葉は真実です。

⑩ヨーグルト、乳酸菌飲料、納豆などの発酵食品やキノコをよく食べる

腸の環境を整え、ＮＫ活性を高める発酵食品とキノコを、いろいろ取り混ぜて積極的に食べましょう。ヨーグルトがお腹を冷やすようなら、少し温めてどうぞ。

あとがき

私が免疫学に初めて接したのは、大学院で病理学を学んでいた１９６９年。師事したのは、故・多田富雄先生（元東大名誉教授）。アメリカ留学を終えて帰国した多田先生に頼まれた最初の仕事は、お迎えに行った羽田空港で手渡された、１００mlほどの、ウサギの抗体の保管でした。

先生が宝物のようにもち帰ったその抗体こそ、いま思えば、日本に初めて上陸した抗ヒトＩｇＥ抗体（免疫の中でアレルギー反応に関係する抗体）だったのです。

いまではすっかりおなじみになったＩｇＥは、当時、多田先生が留学していたデンバーの石坂公成教授の研究室で、世界で初めて発見、同定されました。それは、世界のアレルギー学の幕開けでもありました。

日本に帰られた多田先生は、私たち学生と一緒に、ＩｇＥ抗体…一種のたんぱく質が、どのような仕組みで作られるかという、細胞レベルの研究を始めました。つまり、

ＩｇＥ抗体を作るリンパ球の、役割分担の解明を始めたんです。

その成果として、私たちは、ブレーキのような役割を果たすサプレッサーT細胞を発表しました。リンパ球の役割分担を調べていくうちに、ＮＫ細胞の研究にも参入し、発がんやウイルス感染とＮＫ細胞のかかわりの研究を、いまも続けています。

本書では、これらの研究とともに、体を守る目に見えない免疫と神経、内分泌の連携作業の実態について解説しました。

そして少し、羽目もはずさせていただきました。

私の本職の世界では、「エビデンス・ベースド・メディシン」（科学的根拠に基づいた医療）という言葉が、盛んに使われます。科学的根拠のない医療・医学は雑音にすぎない、狂人のざれごとという考え方です。

何千年も「体にいい」と語り継がれ、続いてきた祈祷や鍼・灸などの民間療法は、言ってみれば「科学的根拠のない治療法」です。しかし、実はもともと医学・メディシンの語源は「祈祷師」なんです。最近は、古来の伝承医学を、科学・遺伝子レベルで科学的に実証できないか、という試みも生まれています。

ヨーグルトは７０００年も前に、木桶や革袋に入れておいた乳に乳酸菌がまぎれこんで偶然できたと言われています。滋養強壮に働き、万病を治す霊薬として世界中に広まり、現代まで食べ継がれてきました。その健康作用の秘密が、最近になって科学・遺伝子レベルで解明され、さまざまな効能も続々と見つかっています。

太古からの民間療法と、科学の出合い。

乳酸菌が開いた医学の新しいステージに心を躍らせながら、これからも「体を守る目に見えない力」の探索を続けたいと思います。

最後に、この本の編集に力を尽くしてくださった日高あつ子さんと、アスコムの黒川精一氏に心より感謝いたします。

２０１２年10月　奥村康

「腸の免疫」を上げると体も脳も10歳若返る!

発行日　2012年11月27日　第1刷
発行日　2023年 4 月17日　第6刷

著者　　奥村康

本書プロジェクトチーム
編集統括　柿内尚文
編集担当　小林英史
デザイン　間野 成
カバーイラスト　進藤恵子
編集協力　日高あつ子、ロハス工房

営業統括　丸山敏生
営業推進　増尾友裕、綱脇愛、桐山敦子、相澤いづみ、寺内未来子
販売促進　池田孝一郎、石井耕平、熊切絵理、菊山清佳、山口瑞穂
吉村寿美子、矢橋寛子、遠藤真知子、森田真紀、氏家和佳子
プロモーション　山田美恵、山口朋枝
講演・マネジメント事業　斎藤和佳、志水公美、程桃香

編集　栗田亘、村上芳子、大住兼正、菊地貴広、山田吉之、
大西志帆、福田麻衣
メディア開発　池田剛、中山景、中村悟志、長野太介、入江翔子
管理部　八木宏之、早坂裕子、生越こずえ、本間美咲、金井昭彦
マネジメント　坂下毅
発行人　高橋克佳

発行所　株式会社アスコム

〒105-0003
東京都西新橋2-23-1　3東洋海事ビル
編集局　TEL：03-5425-6627
営業局　TEL：03-5425-6626　FAX：03-5425-6770

印刷・製本　中央精版印刷株式会社

Printed in Japan ISBN 978-4-7762-0760-3